Kohlhammer

Marcus Rall, Katharina Schmid,
Sascha Langewand, Frank Op Hey

Crew Resource Management (CRM) für die Notaufnahme

Strategien zur Fehlervermeidung und Optimierung der Teamarbeit

Unter Mitarbeit von Dr. Mareen Machner

2., erweiterte und aktualisierte Auflage

Verlag W. Kohlhammer

Dieses Werk einschließlich aller seiner Teile ist urheberrechtlich geschützt. Jede Verwendung außerhalb der engen Grenzen des Urheberrechts ist ohne Zustimmung des Verlags unzulässig und strafbar. Das gilt insbesondere für Vervielfältigungen, Übersetzungen, Mikroverfilmungen und für die Einspeicherung und Verarbeitung in elektronischen Systemen.

Die Wiedergabe von Warenbezeichnungen, Handelsnamen und sonstigen Kennzeichen in diesem Buch berechtigt nicht zu der Annahme, dass diese von jedermann frei benutzt werden dürfen. Vielmehr kann es sich auch dann um eingetragene Warenzeichen oder sonstige geschützte Kennzeichen handeln, wenn sie nicht eigens als solche gekennzeichnet sind.

Es konnten nicht alle Rechtsinhaber von Abbildungen ermittelt werden. Sollte dem Verlag gegenüber der Nachweis der Rechtsinhaberschaft geführt werden, wird das branchenübliche Honorar nachträglich gezahlt.

Dieses Werk enthält Hinweise/Links zu externen Websites Dritter, auf deren Inhalt der Verlag keinen Einfluss hat und die der Haftung der jeweiligen Seitenanbieter oder -betreiber unterliegen. Zum Zeitpunkt der Verlinkung wurden die externen Websites auf mögliche Rechtsverstöße überprüft und dabei keine Rechtsverletzung festgestellt. Ohne konkrete Hinweise auf eine solche Rechtsverletzung ist eine permanente inhaltliche Kontrolle der verlinkten Seiten nicht zumutbar. Sollten jedoch Rechtsverletzungen bekannt werden, werden die betroffenen externen Links soweit möglich unverzüglich entfernt.

2., erweiterte und aktualisierte Auflage 2024

Alle Rechte vorbehalten
© W. Kohlhammer GmbH, Stuttgart
Gesamtherstellung: W. Kohlhammer GmbH, Heßbrühlstr. 69, 70565 Stuttgart
produktsicherheit@kohlhammer.de

Print:
ISBN 978-3-17-043687-9

E-Book-Formate:
pdf: ISBN 978-3-17-043688-6
epub: ISBN 978-3-17-043689-3

Inhalt

Die Autor:innen 7

Einleitung 9

1 Was ist Crew Resource Management (CRM) 11
    Die Sicherheit muss sich erhöhen! Daten zum Thema 14

2 Die 15 CRM-Leitsätze 17
    CRM als klinisches Sicherungsseil 18
    Der Beweis ist erbracht: CRM-Training rettet Leben! 22
    Leitsatz 1: Kenne Deine Arbeitsumgebung (Technik & Organisation) 23
    Leitsatz 2: Antizipiere und plane voraus 25
    Leitsatz 3: Fordere Hilfe an – lieber früh als spät 27
    Leitsatz 4: Übernimm die Führungsrolle oder sei ein gutes Teammitglied mit Beharrlichkeit 34
    Leitsatz 5: Verteile die Arbeitsbelastung (Das 10-für-10-Prinzip) 37
    Leitsatz 6: Mobilisiere alle verfügbaren Ressourcen (Personen & Technik) 47
    Leitsatz 7: Kommuniziere sicher und effektiv – sag, was Dich bewegt 49
    Leitsatz 8: Beachte und verwende alle vorhandenen Informationen 57
    Leitsatz 9: Verhindere und erkenne Fixierungsfehler 60
    Leitsatz 10: Habe Zweifel und überprüfe genau (»Double check«, nie etwas annehmen) 67

		Leitsatz 11: Verwende Merkhilfen und schlage nach.......	70
		Leitsatz 12: Re-evaluiere die Situation immer wieder (Nutze das 10-für-10-Prinzip)..................	74
		Leitsatz 13: Achte auf gute Teamarbeit	76
		Leitsatz 14: Lenke deine Aufmerksamkeit bewusst (Situation Awareness)	78
		Leitsatz 15: Setze Prioritäten dynamisch	86
3	**Das CRM-Training**		**89**
	3.1	Warum lohnt sich ein CRM-Training für eine Institution?....................................	89
	3.2	Warum lohnt sich CRM-Training für die Mitarbeitenden?..............................	90
	3.3	Wie kann CRM trainiert und geschult werden?......................................	91
	3.4	CRM-basierte Simulations-Teamtrainings......	94
	3.5	Deutsche Gesellschaft zur Förderung der Simulation in der Medizin (DGSiM) Mindestanforderungen	100
	3.6	Ausbildung von Instruktoren:innen	104
	3.7	Mehr als Training von Individuen – Teameffekt, Sicherheitskultur und Systemsicherheit	106

Fazit **109**

Literaturverzeichnis **113**

Die Autor:innen

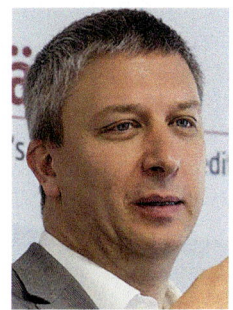

Dr. med. Marcus Rall ist Gründer und Leiter des Instituts für Patientensicherheit & Teamtraining (InPASS GmbH). Er war von 1995–2012 am Universitätsklinikum Tübingen in der Anästhesie und Notfallmedizin tätig. Seitdem führte er zahlreiche Forschungsprojekte und tausende interdisziplinäre Trainings im Bereich CRM durch.

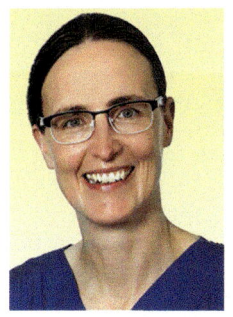

Dr. med. Katharina Schmid ist Fachärztin für Chirurgie, Viszeralchirurgie, Gefäßchirurgie, Notfallmedizin und leitende Ärztin der Zentralen Notaufnahme des Zollernalb Klinikums Balingen gGmbH mit Schwerpunkt Notfallversorgung.

Die Autor:innen

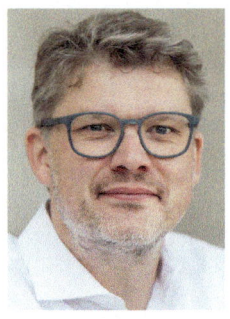

Sascha Langewand, M.A. hat Kommunikations- und Organisationspsychologie studiert und ist Leiter Training und Bildung bei InPASS GmbH.

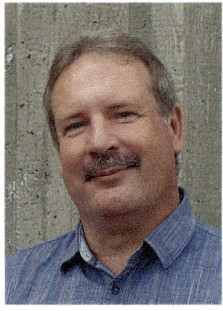

Frank Op Hey startete in der Krankenpflege auf neurologischer Intensivstation, war Lehrrettungsassistent und seit 2013 hauptamtlich bei InPASS (Institut für Patientensicherheit & Teamtraining GmbH) tätig. Er war seit 2004 Pionier für CRM-basierte Simulationstrainings an einer großen Rettungsdienstschule. Er war CRM-Instruktoren-Ausbilder, CIRS-Experte und Fachberater für Patient:innensicherheit. Frank Op Hey ist 2021 verstorben.

Einleitung

Sie arbeiten in einer Zentralen Notaufnahme (ZNA), um akut kranken Patient:innen zu helfen. Dieses Buch kann Ihnen und Ihrem Team helfen, typische Fehler zu vermeiden. Fehler, die den Behandlungserfolg einschränken und Fehler die eventuell sogar Patient:innen schaden. Diese Fehler entstehen zu fast 70 % im Bereich der sogenannten »menschlichen Faktoren« (Human Factors). Die in diesem Buch praxisnah im Kontext der ZNA vorgestellten Prinzipien des Crew Resource Management (CRM) helfen genau diese 70 % der Fehler und Folgeschäden zu minimieren. Für Sie, für Ihr Team und für Ihre Patient:innen.

Im täglichen beruflichen Handeln sind jedem in der Notaufnahme tätigen Mitarbeitenden sicher folgende Sätze bekannt:

»Das hätte nicht passieren müssen!«
»Oh nein, ich wollte doch eigentlich…!«
»Ich dachte, das war klar…!«
»Wieso hast Du das anders gesehen und nichts gesagt?«
»Hinterher war uns allen klar, wie man den Zwischenfall hätte verhindern können!«

Wie oben erwähnt, haben tragische Zwischenfälle in ZNA zu 70 % ihre Ursachen im Bereich der Human Factors. Es handelt sich meist nicht um fehlendes Fachwissen und mangelndes technisches Können (Cooper u. a. 1984). Die Zwischenfälle im Bereich der menschlichen Faktoren wären größtenteils vermeidbar. Und damit wäre auch das enorme Leid für die Patient:innen und die hohe Belastung für die Mitarbeitenden in der ZNA vermeidbar (sog. Second Victim Problematik).

Dieses Buch erklärt wie tragische Zwischenfälle entstehen und wie diese von Ihnen und Ihrem Team wirksam sowie systematisch mit den Leitsätzen des CRM verhindert werden können.

Einleitung

Die Anwendung der CRM-Leitsätze ist weltweit de facto Standard für fast alle Teamtrainings in allen Hochsicherheitsindustrien wie Luftfahrt, Großchemieanlagen u. a. Zahlreiche Studien belegen in der Zwischenzeit auch die hohe Wirksamkeit von CRM in der Medizin. Die Bedeutung von Human Factors und CRM für die sichere Versorgung speziell von Notfallpatient:innen wird zunehmend von den großen Organisationen wie dem European Resuscitation Council (ERC) oder der American Heart Association (AHA) erkannt. Die konsequente Anwendung von CRM im Team in der klinischen Praxis rettet Leben!

1 Was ist Crew Resource Management (CRM)

Eine gute Patient:innenversorgung in der ZNA erfordert mehr als nur gutes Fachwissen und medizinische Fertigkeiten. Damit die Versorgung von Patient:innen unter den oft vorliegenden »nicht-idealen Bedingungen der Realität« gelingt, sind wichtige Aspekte Human Factors und des Verhaltens im Team zu berücksichtigen. Nur gute und effektive Teamarbeit führt langfristig zu guten Behandlungsergebnissen und zu einer befriedigenden Tätigkeit mit Spaß am anspruchsvollen Beruf in der ZNA (Dubb u. a. 2019). Die Kenntnis und Anwendung von CRM ist dafür entscheidend.

> **CRM Definition:**
>
> Crew Resource Management (CRM) ist »die Fähigkeit, das Wissen, was getan werden muss, auch unter den ungünstigen und unübersichtlichen Bedingungen der Realität eines medizinischen Notfalls in effektive Maßnahmen im Team umzusetzen« (nach David Gaba, Stanford, Gaba 1989, Gaba und Fish u. a. 1994).
>
> Es beinhaltet Techniken und Verfahren, um die Einflüsse des »Human Error« zu erkennen und ihnen zu entgehen. Die darin enthaltenen Verhaltensprinzipien für Teams und Individuen, erhöhen die Sicherheit durch Prävention und Bewältigung von kritischen Situationen (Not- und Zwischenfälle). CRM dient sowohl zur Prävention als auch dem Management von kritischen Ereignissen. Es hat sich weltweit in vielen Hochrisikoindustrien über Jahrzehnte bewährt und hält ak-

> tuell mehr und mehr Einzug in die Medizin, insbesondere in die Akutmedizin.

Das CRM wurde von Gaba und Howard aus Stanford erstmals in Form des »Anesthesia Crisis Resource Managements« (ACRM) in die Medizin eingeführt (Howard und Gaba et al. 1992; Gaba und Fish et al. 1994. Es wurde aus bewährten Schulungskonzepten der Luft- und Raumfahrt (Cockpit Resource Management) abgeleitet (Helmreich und Foushee 1993, Kanki und Palmer , Wiener, Kanki et al.) und an die speziellen Belange der Medizin adaptiert. Die hieraus von Rall und Gaba entwickelten CRM-Leitsätze (▶ Kap. 2) haben sich mittlerweile, mit gewissen Varianten, weltweit als de facto Goldstandard beim CRM-Training mit und ohne Simulatoren etabliert. Es wird angenommen, dass bei konsequenter Umsetzung der CRM-Leitsätze in medizinischen Teams, die überwiegende Mehrzahl der Fehler und Zwischenfälle vermieden, oder zumindest in der Auswirkung abgeschwächt werden können (Hunt u. a. 2009; Rall und Gaba 2009; Landrigan u. a. 2010; Rall 2010; Rall und Lackner 2010; Rall u. a. 2011; Rall 2012; Rall 2013; Makary und Daniel 2016; Schulz u. a. 2017).

Die folgende Abbildung (▶ Abb. 1.1) zeigt das »CRM-Molekül« mit allen international akzeptierten Hauptfaktoren der menschlichen Faktoren (NOTECH-Framework – Non-technical skills Framework) (European Commission DG VII, Flin und Maran 2004).

In der Mitte des Moleküls ist die Kommunikation als »Proton« dargestellt, welches die anderen Elemente zusammenhält, oder wie wir manchmal sagen: »Kommunikation ist wie der Klebstoff, der die verschiedenen Aspekte der Human Factors oder des CRM zusammenhält. Die CRM-Leitsätze nach Rall und Gaba berücksichtigen sämtliche NOTECH-Kriterien als leicht anwendbare Merksätze (Rall 2004; Rall 2005; Rall und Gaba 2009).

> **CRM Begriffe:**
>
> *Crew* = alle Personen, die in einer Situation für eine Aufgabe zusammenarbeiten. Typischerweise bestehen Crews aus Personen verschie-

dener Disziplinen/Berufsgruppen. Früher wurde auch häufig der Begriff »Crisis« statt »Crew« verwendet. Da CRM aber die Prävention und das Management von kritischen Situationen beinhaltet, greift »Crisis« zu kurz.

Resource = alle Personen, Geräte und Verfahren, die zum Schutz und Wohle der Patient:innen eingesetzt werden können. Die eigene (!) Person ist mit ihren individuell-kognitiven Aspekten dabei eine ebenso wichtige Ressource, wie alle Teammitglieder.

Management = das Management der oben genannten Ressourcen auf hoher kognitiver Ebene unter den (oft ungünstigen) Bedingungen der klinischen Realität.

Die CRM-Fähigkeiten sind generischer Natur und damit weder diagnose- noch fachspezifisch und können auf nahezu alle komplexen menschlichen Tätigkeiten, auch im Privatleben, angewandt werden.

1 Was ist Crew Resource Management (CRM)

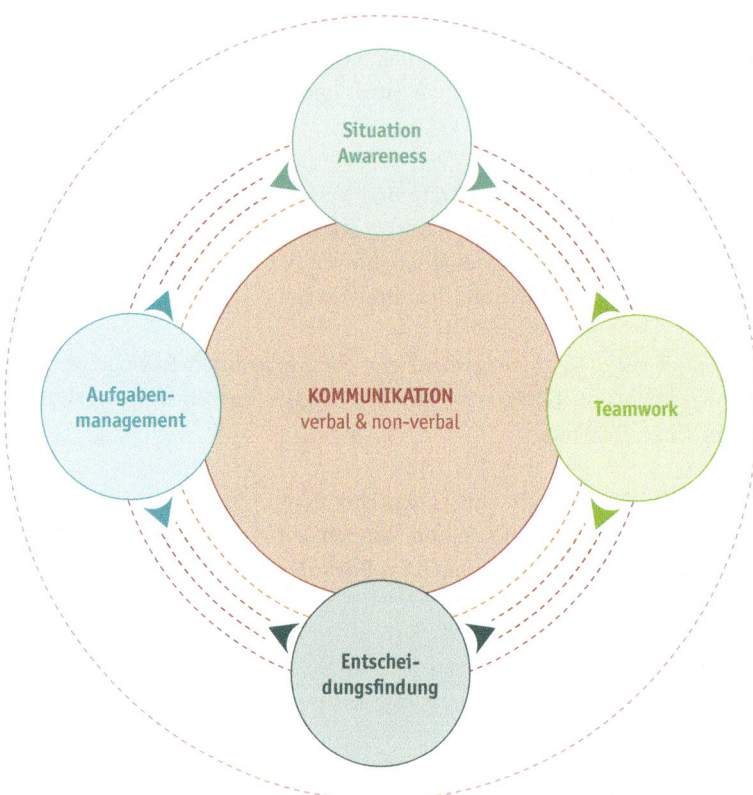

Abb. 1.1: Das CRM-Molekül: Die Elemente der menschlichen Faktoren als Molekül dargestellt (©M. Rall, InPASS)

Die Sicherheit muss sich erhöhen! Daten zum Thema

Fehler sind fester Bestandteil jeder menschlichen Tätigkeit. Aus diesem Grund ist auch das Auftreten von Fehlern in der Medizin als »normal« zu betrachten (Reason 1994; Reason 2000; Runciman und Merry 2005). Fehler gehören de facto zum Kernbereich medizinischen Handelns. Tabelle 1 zeigt einige typische Probleme im Bereich menschlicher Faktoren (Human Factors).

Die ehemalige Direktorin des Instituts für Patientensicherheit am Universitätsklinikum Bonn, Dr. Tanja Manser (nun Direktorin der Hochschule für Angewandte Psychologie FHNW), schreibt unter Berufung auf die Studie von Vincent, Neale und Woloshynowych dazu: »Internationale Studien beziffern die Rate unerwünschter Ereignisse im Behandlungsverlauf auf 4–16% der Krankenhauseinweisungen« (Neale u. a. 2001).

In einer norwegischen Studie gaben 28% der befragten Ärzt:innen an, in ein Ereignis mit schwerwiegenden Konsequenzen involviert gewesen zu sein (Aasland und Forde 2005). Wenn die Betrachtung auf Fehler mit weniger schwerwiegenden oder gar keinen Folgen ausgeweitet wird, liegt nach Waterman, Garbutt und Hazel der Anteil involvierter Ärzt:innen bei 92% (Waterman u. a. 2007).

Im Jahr 1999 veröffentlichte das *Institute of Medicine (IOM)* den Bericht *To Err is Human: Building a Safer Health System.* Darin wird berechnet, dass jährlich zwischen 40.000 und 100.000 US-Bürger:innen an den Folgen von Behandlungsfehlern, also unerwünschten Ereignissen, versterben (Bates u. a. 2001).

Der Medizinische Dienst des Bundes sieht im Jahr 2021 bei insgesamt 14.042 Gutachten in knapp einem Drittel der begutachteten Fälle den Vorwurf des Behandlungsfehlers als bestätigt an. In ca. 3000 Fällen führte dies zu einem Patient:innenschaden (Medizinscher Dienst Bund 2021).

Eine ähnlich hohe Zahl zeigt sich auch in der multinationalen Studie von Valentin u. a., wo auf den untersuchten Intensivstationen u. a. 1% der Patient:innen an vermeidbaren Medikationsfehlern verstarben (Valentin u. a. 2009).

Folgerichtig müssen die Prävention und das Management von Fehlern und Zwischenfällen zentraler und routinemäßiger Bestandteil medizinischen Wissens und Handelns sein. Das setzt einen aktiven Umgang mit Fehlern voraus. Hierzu zählt das Bewusstsein über mögliche Fehlerquellen und -ursachen gemäß dem Motto »Kenne deinen Feind«.

Ebenfalls wesentlicher Bestandteil einer aktiven Fehlerkultur sind Kenntnisse in und erfolgreiche Anwendung von bewährten Strategien zur Erhöhung der System- und Teamsicherheit. Die von Rall und Gaba an die Medizin adaptierten CRM-Leitsätze können dabei helfen, die Fehler nachhaltig zu reduzieren (Hunt u. a. 2009; Rall und Gaba 2009; Neily u. a. 2010; Haerkens u. a. 2015).

Häufige Probleme im Bereich menschlicher Faktoren können genannt werden:

- Es werden nicht alle Ressourcen genutzt (z. B. Teamleitung fragt nicht nach der Einschätzung des Teams)
- zu hoher und inadäquater subjektiver Zeitdruck führt zu schlechteren Entscheidungen und Fehlern
- unsichere Kommunikation (z. B. Vorschläge werden zu zaghaft und vage oder ohne Begründung formuliert)
- mangelnde Beharrlichkeit (z. B. Vorschläge werden nicht wiederholt)
- inkomplette Informationsvermittlung (z. B. Annahme oder Vorschlag wird nicht begründet)
- Fixierungsfehler und fehlende Re-Evaluation (z. B. falsche Annahmen über Kenntnisse des Teams)
- falsche Prioritäten werden gesetzt
- unzulängliche Teamarbeit (z. B. Teammitglied sagt nicht, was es bewegt, führt nur noch Anweisungen aus und steigt frustriert aus der aktiven Teammitglied-Rolle aus)

2 Die 15 CRM-Leitsätze

Um typische Probleme im Bereich der Human Factors zu umgehen, wurden 15 CRM-Leitsätze entwickelt. Für jede wesentliche Herausforderung im Team bzw. dessen Interaktion gibt es einen passenden CRM-Leitsatz. Die 15 Leitsätze decken systematisch alle Elemente des CRM-Moleküls (▶ Abb. 1.1) ab. Durch die Anwendung der 15 Leitsätze im Team soll eine Art »Sicherheitsnetz« aufgespannt werden. Je mehr Mitarbeitende CRM anwenden, desto mehr Sicherheitsnetze werden aufgespannt und umso mehr bleiben »Fehler im Sicherheitsnetz von CRM« hängen. Dies verhindert Patient:innenschäden, oder mildert sie stark ab.

Folgende Aufzählung zeigt die 15 CRM-Leitsätze von Rall und Gaba (2009). Abbildung 2.1 (▶ Abb. 2.1) zeigt eine weit verbreitete Taschenkarte zum Erlernen der CRM-Leitsätze und weiterer wichtiger Tools wie 10-für-10 (▶ Leitsatz 5, ▶ Leitsatz 12) und FOR-DEC (▶ Leitsatz 9). Die 15 Leitsätze werden in diesem Buch ausführlich im Kontext ZNA erläutert.

1. Kenne Deine Arbeitsumgebung.
2. Antizipiere und plane voraus.
3. Hilfe anfordern, lieber früh als spät.
4. Übernimm die Führungsrolle oder sei ein gutes Teammitglied mit Beharrlichkeit.
5. Verteile die Arbeitsbelastung (10-Sekunden-für¬10-Minuten).
6. Mobilisiere alle verfügbaren Ressourcen (Personen und Technik).
7. Kommuniziere sicher und effektiv – sag was Dich bewegt.
8. Beachte und verwende alle vorhandenen Informationen.
9. Verhindere und erkenne Fixierungsfehler.
10. Habe Zweifel und überprüfe genau (»Double check«, nie etwas annehmen).

2 Die 15 CRM-Leitsätze

11. Verwende Merkhilfen und schlage nach.
12. Re-evaluiere die Situation immer wieder (wende das 10-für-10-Prinzip an).
13. Achte auf gute Teamarbeit – andere unterstützen und sich koordinieren.
14. Lenke Deine Aufmerksamkeit bewusst.
15. Setze Prioritäten dynamisch.

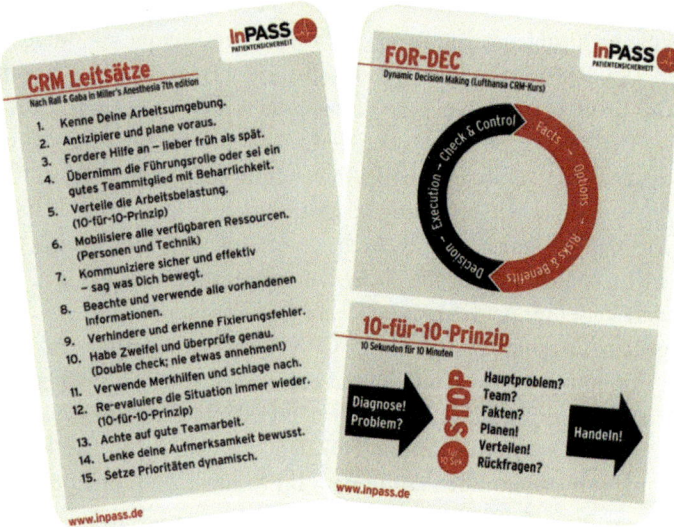

Abb. 2.1: Die 15 CRM-Leitsätze als kleine Taschenkarte. Kostenlose Bestellung über https://inpass.gmbh/c/crm-materialien möglich (© M. Rall, InPASS)

CRM als klinisches Sicherungsseil

Wie in Abbildung 2.2 zu sehen, gibt das Seil zum Teamkameraden beim Bergsteigen die höchste Sicherheit: unabhängig welchen Fehler der Bergsteiger macht, er kann sich doch immer darauf verlassen, dass er am Ende im Seil seines Teammitgliedes hängt und nicht komplett abstürzt (▶ Abb. 2.2).

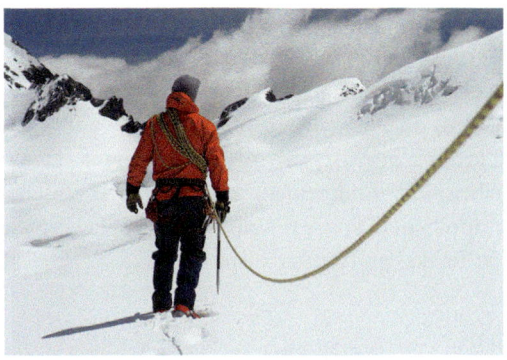

Abb. 2.2: Wie das Sicherungsseil beim Bergsteigen, kann das CRM-trainierte Teammitglied Sicherheit bieten und eigene Fehler erkennen und vermeiden (Quelle: iStock.com/IPGGutenbergUKLtd)

Analog könnte die Anwendung von CRM im klinischen Team der ZNA wirken wie ein Sicherungsseil. Dazu ist es allerdings notwendig, dass wir die gewisse Freiheitseinschränkung durch das gemeinsam »angeseilte Klettern« akzeptieren. Dann sollte für unsere Teamarbeit gelten: »Ich passe auf Dich auf« und »Du passt auf mich auf« (▶ Abb. 2.3).

Im Kontext der ZNA heißt das:

a) **»Ich passe auf Dich auf«:**
Wir übernehmen auch Verantwortung für unsere Teammitglieder. Unabhängig von Hierarchie weisen wir Teammitglieder auf mögliche Fehler, Bedenken oder ungute Bauchgefühle hin. Wir lassen niemanden »ins Messer laufen«, sondern handeln immer im besten Sinne für das Wohl der Patient:innen. Dieser Teil des »angeseilt zusammenarbeiten« fällt meist noch leicht.

b) **»Du passt auf mich auf«:**
Wenn wir wollen, dass unsere Kolleg:innen auf uns aufpassen, dann

sollten wir diesen Schutz und diese Sicherheit auch wertschätzen und erlauben – idealerweise sogar aktiv fördern. Nun lässt sich der erwachsene Mensch, als Profi in seinem Berufsfeld, eher ungern »kontrollieren« oder sogar »korrigieren«. Außerdem ist das »angeseilte Arbeiten« ja durchaus mal lästig (wie beim Klettern, »free solo« ohne Seil lässt sich viel unabhängiger Klettern als in einer Seilmannschaft, aber es ist eben auch ungemein gefährlicher). Dabei kommt es aber gerade darauf an, dass man, wenn man »gesichert« wird, das heißt eine Handlung kritisch hinterfragt wird, positiv darauf reagiert (s. Textkasten Positivbeispiel). Anderenfalls schneiden wir unser »Team-Sicherungsseil« durch und können keine diesbezügliche Sicherheit mehr erwarten (s. Textkasten Negativbeispiel).

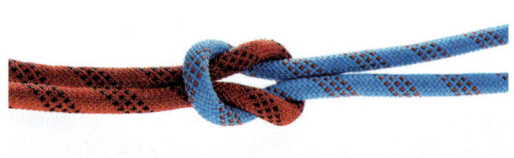

Abb. 2.3: CRM im Team ist wie ein Sicherungsseil. Beide müssen damit einverstanden sein: »Ich passe auf Dich auf« und »Du passt auf mich auf« (Quelle: iStock.com/baona)

Fallbeispiele

Negativ: »CRM-Team-Sicherungsseil« wird durchgeschnitten!

Eine Ärztin möchte einer Patientin bei Verdacht auf beginnende Sepsis rasch ein Antibiotikum verabreichen. Die betreuende Pflegekraft stoppt die Ärztin: »Entschuldigung, ich sehe, Sie wollen gerade Cefuroxim verabreichen. Ich meine mich zu erinnern, dass die Patientin eine bekannte schwere Allergie gegen Cephalosporine hat. Sollen wir das nochmal checken?«

Die Ärztin reagiert verärgert mit: »Meinen Sie ich hätte darauf nicht geachtet? Ich spritze doch kein Medikament, wo ich weiß, dass eine Allergie besteht! Kümmern Sie sich um Ihre Aufgaben, da hinten hat es schon wieder geklingelt!«

Negativer Effekt: Die Pflegekraft ist frustriert und wird dieser Ärztin eher nicht mehr helfen und Tipps geben. Mit etwas Pech wird sie dies auch auf andere Ärzte übertragen. Außerdem könnte sie ihren Kolleg:innen davon erzählen, sodass auch diese dieser Ärztin weniger helfen oder warnen. Die Ärztin zementiert für das Team, aber auch für sich, eine negative Sicherheitskultur und ein schlechtes Arbeitsklima mit deutlich erhöhtem Risiko.

Positiv: CRM als wirksames Sicherungsseil im Team

Analoge Situation zum Negativbeispiel: Die Pflegekraft weist die ausführende Ärztin auf die mögliche Allergie hin. Diesmal reagiert die Ärztin so: »Oh, das mit der Allergie war mir nicht bewusst. Danke für den Hinweis. Ja, bitte, lassen Sie uns das schnell gemeinsam prüfen!«

Dies erscheint natürlich viel besser, aber tatsächlich kommt es erst im weiteren Verlauf darauf an, ob es gut bleibt:

Variante A wäre, dass die Patientin tatsächlich allergisch war. Mit hoher Wahrscheinlichkeit wird die Ärztin sagen: »Vielen Dank für den wichtigen Hinweis!«.

Bei Variante B stellt sich aber heraus, dass die Patientin keine Allergie hat und sich die Pflegekraft getäuscht hat. Auch hier sollte die Ärztin nun positiv reagieren, beispielsweise so: »Trotzdem Danke, es ist immer richtig im Zweifel auf der sicheren Seite zu bleiben. Lieber einmal zu viel Bedenken gehabt, als einmal zu wenig. Weiter so.« Leider besteht häufig in dieser Variante die Gefahr, dass möglicherweise anders reagiert wird: »Man, sehen Sie, ich hatte recht, sie hat keine Allergien. Jetzt haben Sie mich nur verunsichert und aufgehalten!« Damit wäre der positive Effekt, der erzielt werden soll, weg und »das Seil ist zerschnitten«.

Der Beweis ist erbracht: CRM-Training rettet Leben!

In einer dreijährig prospektiv angelegten Studie gelang es Haerkens et.al. den überwältigend positiven Einfluss von CRM-Trainings bei Teams auf Intensivstationen nachzuweisen (Haerkens u.a. 2015). So konnten durch gezielte CRM-Schulungen z.B. die Anzahl schwerwiegender Komplikationen pro 1.000 Patient:innen von 66 auf 51 gesenkt und die Anzahl der Herzstillstände von 9 auf 3,5 reduziert werden. Die Zahl von erfolgreich reanimierten Patient:innen stieg hochsignifikant von 19% auf 55% (!). Es gibt kaum Verbesserungen oder Innovationen, die so eine hohe Erfolgsquote mit sich bringen wie CRM-Teamtrainings!

Um diese CRM-Leitsätze mit Leben (und damit mit Sinn) zu erfüllen, ist eine intensive Beschäftigung, praktische Übung und Anwendung notwendig. Fast alle CRM-Prinzipien können sehr effektiv während realitätsnaher Simulations-Teamtrainings aufgezeigt und trainiert werden. Denn speziell in kritischen Situationen wird das Management der eigenen Fähigkeiten und des Teams besonders wichtig und damit für das Erkennen und Üben zugänglich.

In den folgenden Unterkapiteln wird auf die einzelnen CRM-Leitsätze näher eingegangen. Die Leitsätze werden jeweils immer mit einem Negativbeispiel angeführt (nicht empfohlene Handlungsweise) und mit einem Positivbeispiel reflektiert (empfohlene Handlungsweise), auf welches ein Fazit/Merksatz folgt.

Leitsatz 1: Kenne Deine Arbeitsumgebung (Technik & Organisation)

Idealerweise beginnt das Management von Zwischenfällen vor dem Zwischenfall. Ein Schlüssel hierfür ist, seine Ressourcen wie z. B. verfügbares Personal, Geräte, Monitore und Instrumente zu kennen. Sie müssen nicht alles selbst wissen und können, sollten aber wissen, wie Sie sich bei Problemen Hilfe organisieren können. In Bezug auf Geräte ist es wichtig zu wissen, was wo verfügbar ist und wie diese Dinge bedient werden – besonders im Notfall. Denken Sie dabei vor allem auch an die Ausrüstung, die Sie selten brauchen und bleiben Sie im Umgang damit vertraut, so dass Sie es im Notfall nicht erst ausprobieren müssen. Den neuen Perfusor oder die Beckenschlinge nachts beim Notfall das erste Mal zu erkunden ist ungünstig, erhöht den eigenen Stress und führt unter Umständen zu negativen Ergebnissen.

Fallbeispiele

Negativ: Pacingfunktion des Defribrillators in der Notaufnahme nicht allen Crew-Mitliedern/Personal bekannt

Ein 30-jähriger Patient leidet unter akutem Herzrasen und linksseitigen Thoraxschmerzen und alarmiert daraufhin den Rettungsdienst. Bei der Anamnese werden seitens des Patienten Vorerkrankungen und eine regelmäßige Medikamenteneinnahme verneint. Allerdings war der Patient in der Vergangenheit als Soldat im Auslandseinsatz tätig und hat seither rezidivierende Panikattacken.

Der Notarzt folgt aufgrund der Panikattacken der vom Rettungswagen (RTW)-Team gestellten Leitdiagnose »Acutes Coronarsyndrom« (ACS) nicht. Nach Gabe von 2 mg Midazolam i. v. verlässt der Notarzt wieder die Einsatzstelle.

Der zuständigen Notfallsanitäterin ist die Situation unheimlich, da die initial vorhandenen Symptome sich trotz der i. v. Gabe von Midazolam nicht gebessert haben. Daher bleibt die Notfallsanitäterin beharrlich und teilt Ihre Bedenken der leitenden Ärztin der ZNA mit. Die leitende Ärztin und die Notfallsanitäterin schauen gemeinsam nach dem Patienten, welchen Sie nun im Behandlungsraum reanimationspflichtig vorfinden. Die Ärztin der ZNA und die Notfallsanitäterin beginnen mit der Reanimation.

Das diensthabende Personal der Notaufnahme kommt hinzu – die Funktionsweise des neuen Defibrillators der Notaufnahme ist dem diensthabenden Personal noch nicht bekannt, sodass schlussendlich die Reanimation mit dem Equipment des RTW suffizient durchgeführt wird. Der Patient wird schlussendlich erfolgreich reanimiert und in das Herzkatheterlabor gebracht.

Wie kann der CRM-Leitsatz im Negativbeispiel helfen?

Die Leitungsebene muss dafür Sorge tragen, dass alle Mitarbeitenden in die Geräte eingewiesen sind. Wenn das in der Notaufnahme arbeitende Personal die Wichtigkeit des Leitsatzes »Kenne Deine Arbeitsumgebung« umsetzt, wird die Zeit, in der vielleicht einmal weniger zu behandelnde Patient:innen in der Notaufnahme sind, genutzt werden, um die Bedienung der Geräte, die in der Notaufnahme vorhanden sind, zu üben und zu optimieren. Wichtig ist dabei auch die Bedienung unter Notfallbedingungen.

Positiv: Pacingfunktion des Defibrillators in der Notaufnahme jetzt allen bekannt

Im Rahmen eines einwöchigen interdisziplinären, multiprofessionellen Simulationstrainings in der Notaufnahme wurde ein bradykarder Patient behandelt. Im Rahmen der Simulation gelang es nicht, den Patienten suffizient mit dem externen Schrittmacher zu versorgen, weil die Bedienung des Gerätes nicht bekannt war – es war im Team im Rahmen der Simulation aber jedem Teammitglied klar, dass der Patient mit einem externen Schrittmacher versorgt werden muss. Nach dem Simulationstraining haben die Mitarbeitenden der Notaufnahme die Bedienung des externen Schrittmachers wiederholt trainiert.

Fazit

Neben dem geplanten Einarbeiten neuer Mitarbeitenden, welches zur Einweisung auf die Medizingeräte genutzt werden kann, ist der Leitung der ZNA in diesem Positivbeispiel die Bedeutung von regelmäßigen Trainings des vorhandenen Personals bewusst geworden.

Aus dem Leitsatz »Kenne Deine Umgebung« ist zudem die Idee entstanden, an jedem Freitag in der Schichtübergabezeit den Mitarbeitenden der ZNA Fortbildungen zur Bedienung von Geräten in der Notaufnahme anzubieten. Diese Idee wurde erfolgreich umgesetzt: Fortbildungen werden zukünftig in einem Heft, das alle Mitarbeitende der Notaufnahme erhalten hat, dokumentiert. Das Heft enthält u. a. eine Liste für Mitarbeitende mit sämtlichen in der Notaufnahme vorhandenen Geräten.

> **Merke:**
>
> Während eines Notfalls kann die Kenntnis der verfügbaren menschlichen, technischen und organisationalen Ressourcen sehr deutlich den Stress reduzieren und damit Ihre kognitive Leistungsfähigkeit und Besonnenheit erhöhen. Bei zeitkritischen Notfällen kann dieses Wissen für die Patient:innen entscheidend sein.

Leitsatz 2: Antizipiere und plane voraus

Antizipation – die gedankliche Vorwegnahme von Handlungsschritten – ist der Schlüssel für ein zielgerichtetes Handeln. Überlegen Sie vor dem Fall, welche Schwierigkeiten auftreten könnten, und planen Sie, wie sie gegebenenfalls damit umgehen könnten. *Erwarten Sie das Unerwartete!* Besprechen Sie Ihr geplantes Vorgehen mit allen Beteiligten. Denken Sie dabei auch an Komplikationen und Ausweichmöglichkeiten. Seien Sie vorbereitet und bleiben Sie Herr/Frau der Lage. Agieren Sie aktiv, bevor Sie auf die Situation reagieren müssen. Arbeiten Sie nicht nur am aktuellen Problem, sondern denken Sie voraus. Unter Pilot:innen ist allgemein bekannt, dass ein:e gute:r Pilot:in (mental) 10 Meilen vorausfliegt. Erfahrene Kolleg:innen antizipieren und planen meist mehr als nach außen dringt. Dies macht unter anderem Ihre besonnene Souveränität aus. So werden von antizipierend handelnden Mitarbeitenden invasive Maßnahmen in dem Moment begonnen, wenn alles und alle vorbereitet und bereit sind (z. B. bei der Narkoseeinleitung und Intubation). Dieses Vorgehen vermeidet Fehler und reduziert den eigenen Stress aller Beteiligten. Sprichwörtlich heißt es: »Scheitern in der Vorbereitung, ist die Vorbereitung zum Scheitern«.

Fallbeispiele

Negativ: Verpasste Dienstplananpassung an besonderen Kalendertagen

Im Rahmen der Dienstplangestaltung sind Brückentage am Jahresende nicht berücksichtigt worden. Diese führt in der Notaufnahme einer Klinik der Maximalversorgung aufgrund der geschlossenen Hausarztpraxen und Facharztpraxen zu einem hohen Aufkommen von Patient:innen in der Notaufnahme. Das in der Notaufnahme arbeitende Personal, sowohl Ärzt:innen als auch das Pflegepersonal, sind aufgrund dieser Situation quantitativ überfordert. Dies äußert sich in einem hohen Stresslevel und wenig Resilienz aller beteiligten Personen.

Wie kann der CRM-Leitsatz »Antizipiere und plane voraus« helfen?

Eine sorgfältige und vorausschauende Dienstplangestaltung mit Beachtung von Veranstaltungen in der Klinikumgebung und mit Beachtung besonderer Kalendertage hilft Stress bei den Mitarbeitenden zu reduzieren und hilft die Gefahr von Schädigungen bei Patient:innen und Personal zu minimieren.

Positiv: Gute Vorbereitung einer Notaufnahme auf Patient:innenkollektive, die in der Notaufnahme behandelt werden müssen

Die vorausschauende Dienstplangestaltung berücksichtigt die Situation der Klinikumgebung. Dadurch werden im Vorfeld für Mitarbeiter der ZNA Triage-Schulungen durchgeführt, der Personalkörper im Rahmen der Möglichkeiten aufgestockt und abfließende Prozesse umgestellt. Dies reduziert den Stress aller beteiligten Personen.

> **Merke:**
>
> Antizipation hilft dabei, Überraschungen zu vermeiden. Während eines Zwischenfalles können Sie Überraschungen nicht brauchen. Planen Sie voraus! Dies nimmt viel Spannung aus diesen »heißen« Phasen.

Leitsatz 3: Fordere Hilfe an – lieber früh als spät

Das Kennen der eigenen Grenzen und das frühe Rufen nach Hilfe ist ein Zeichen eines starken Charakters, zeigt Verantwortungsbewusstsein und spricht für eine kompetente Person. Falsch verstandenes Heldentum geht häufig auf Kosten der Sicherheit der Patient:innen. Im Falle eines auch nur vermuteten Notfalles sollten Sie Hilfe anfordern – lieber zu früh als zu spät. Alle zusätzlichen Ressourcen, die Sie anfordern, werden eine bestimmte Vorlaufzeit haben, bevor sie verfügbar sind. Sehr schnell kann es während eines Zwischenfalls zu einer hohen Arbeitsbelastung kommen, die nicht mehr mit den normalen Ressourcen vor Ort bewältigt werden kann. Manchmal vergisst das handelnde Team an Hilfe zu denken, weil es vom Zwischenfall geradezu »absorbiert« wird.

Fallbeispiele

Negativ: Notwendigkeit des Anforderns von Hilfe im Rahmen einer Grippewelle

Eine Grippewelle führt zu einem großen Patient:innenaufkommen in der Notaufnahme, gepaart mit vielen Krankheitsfällen der Mitarbeitenden der Notaufnahme. Aufgrund der Gesamtsituation wird vom anwesenden Personal der Notaufnahme eine Überlastungsanzeige an die Geschäftsführung geschrieben, in der von einem Massenanfall von erkrankten Personen gesprochen wird. Die Überlastungsanzeige wird dahingehend vom Personal mit den Befürchtungen begründet, durch diese Situation die Patient:innen der Notaufnahme zu gefährden. Leider kommen trotz der Überlastungsanzeige die für einen solchen Fall vorgesehenen Anweisungen des Alarm- und Katastrophenplanes nicht zur Anwendung, da erst spät Hilfe angefordert wurde.

Wie kann der CRM-Leitsatz im vorherigen Fallbeispiel helfen?

Sollte die Notaufnahme mit einer großen Anzahl von Patient:innen gleichzeitig konfrontiert werden, sollte kurzfristig und entschlossen gemäß eines vorher beschriebenen Verfahrens Hilfe angefordert werden. Ein Verfahren kann sein, dass bei einem Mangel von im Manchester Triage (MTS) – Systems trainierten Fachkräften die Oberärzt:innen auch Patient:innen triagieren und anschließend in der Patientenversorgung mitarbeiten. Zusätzlich sollte Pflegepersonal angefordert werden. Die Anwendung der vereinbarten Verfahrensanweisung ist im Zweifelsfalle von den Mitarbeitenden der Notaufnahme einzufordern.

Positiv: Besseres Schockraummanagement durch mehr initiales Personal und früher Unfallmeldung

Von der Deutschen Gesellschaft für Unfallchirurgie (DGU) sind Kriterien festgelegt worden, welche in Kombination die Notwendigkeit einer Schockraumbehandlung empfehlen. Diese Kriterien umfassen z. B. die

Vitalparameter, den Verletzungsmechanismus und das Verletzungsausmaß der Patient:innen. Diese Empfehlungen der DGU besagen, dass ein Schockraumteam auch dann zur Verfügung steht, wenn ein bestimmter Unfallhergang zu eruieren ist, obwohl Patient:innen zunächst unverletzt erscheinen (s. Stichwort »Unfallmechanismus« / siehe folgenden Kasten zu den Schockraumkriterien der DGU). Aufgrund einer Unfallmeldung wird nun, bevor Patient:innen überhaupt in der Notaufnahme eintreffen, Hilfe angefordert.

> **Merke:**
>
> Früh Hilfe anzufordern ist kein Zeichen von Schwäche oder geringem Selbstvertrauen, sondern zeigt Verantwortungsbewusstsein und Respekt für die Patient:innen. Falsche »Helden« sind in einem auf Sicherheit ausgerichteten Betrieb ebenso deplatziert wie diejenigen, die einem Hilfesuchenden Inkompetenz und Unselbstständigkeit vorwerfen. Bei Verdacht ist es für die Versorgung der Patient:innen besser alle evtl. notwendigen personellen sowie fachlichen Hilfe bereits zur Verfügung zu haben. Eine Deeskalation ist, sollte die vorhandene personelle und fachliche Hilfe nicht notwendig sein, leicht und schnell durchführbar.

> **Kriterien für die Alarmierung des Schockraumteams (Deutsche Gesellschaft für Unfallchirurgie e. V. 2019)**
>
> a) **Störung der Vitalparameter**
>
> - systolischer Blutdruck unter 90 mmHg nach Trauma
> - GCS unter 9 nach Trauma
> - Atemstörungen/Intubationspflicht nach Trauma
>
> b) **Festgestellte Verletzungen**
>
> - penetrierende Verletzungen der Rumpf-/Hals-Region
> - Schussverletzungen der Rumpf-/Hals-Region
> - Frakturen von mehr als zwei proximalen Knochen

- instabiler Thorax
- instabile Beckenfraktur
- Amputationsverletzung proximal der Hände/Füße
- Verletzungen mit neurologischer Querschnittsymptomatik
- offene Schädelverletzung
- Verbrennung > 20% von Grad ≥ 2b

c) Unfallmechanismus bzw. konstellation

- Sturz aus über drei Metern Höhe
- Verkehrsunfall mit:
  - Frontalaufprall und Intrusion von mehr als 50–75 cm
  - Geschwindigkeitsveränderung von Delta > 30 km/h
  - Fußgänger-/Zweirad-Kollision
  - Tod eines Insassen
  - Ejektion eines Insassen

Gerade beim Anfordern von Hilfe ist es oft entscheidend zu sagen, um was es geht und was man warum will.

Exkurs: »SBAR« – Die Kommunikationstechnik zum Anfordern von Hilfe

SBAR ist die Abkürzung für einige Begriffe, wie sie in der folgenden Tabelle (▶ Tab. 2.1) dargestellt werden. Die Anwendung sorgt für eine bewusste Mitteilung der eigenen wichtigen Punkte. Man möchte sicherstellen, dass der Info-Empfangende denselben Wissensstand hat, wie der Info-Sendende und daraufhin gute Entscheidungen treffen kann. Oft sind wir enttäuscht von der Reaktion unserer Teammitglieder, wenn diese nicht so reagieren, wie wir es uns vorstellten. Wenn man dann aber schaut, was man diesen wirklich gesagt hat, ist die Reaktion dann oft verständlich. Sagen wir Ihnen alles, was auch uns zu unserer Entscheidung gebracht hat, ist die Reaktion oft besser. SBAR hilft dies zu optimieren.

SBAR ist ebenfalls eine wichtige Komponente für Leitsatz 7 »Kommuniziere sicher und effektiv – sag was Dich bewegt«. Um bei häufig wechselnden Einsatzteams von vornherein Missverständnisse zu vermeiden, wurde der Abkürzung SBAR noch das »I« für *Introduction*, also die Vorstellung wer man ist, vorangestellt. SBAR sollte vom Sendenden einer Nachricht möglichst komplett erfüllt werden. Ggf. muss der Empfänger oder die Empfängerin nachhaken, um alle Info-Felder für eine Entscheidung ausreichend gefüllt zu haben.

Tab. 2.1: (I)SBAR – (Introduction) Situation Background Assessment Recommendation

Introduction	Wer bin ich?	Vorstellung eigene Person/ ggf. Funktion (nur falls nicht klar, entfällt bei wirklich bekannten Teammitgliedern)
Situation	Was ist los?	Akute Problemdarstellung
Background	Wie kam es?	Hintergrund, wichtige Zusatzinformationen
Assessment	Was denkst Du?	Meine Einschätzung der Lage
Recommendation	Was willst Du vom anderen? / Was empfiehlst Du?	Empfohlene Maßnahmen/Lösungsvorschlag/Handlungswunsch

Fallbeispiele

Negativ: SBAR nicht erfüllt

Eine Pflegekraft sagt zu einem Arzt am Telefon: »Bitte kommen Sie mal in Box 4! Der Patientin geht es nicht so gut.«

Dem Arzt ist nicht klar, was eigentlich das Problem ist. Wenn er hereilt, stellt sich evtl. heraus, dass es gar nicht so dringend war. Kommt er verzögert, weil er die Dramatik der Situation nicht erahnen kann, könnte für die Patientin wertvolle Zeit verloren gehen (time is muscle). Zudem wäre die Pflegekraft nicht erfreut, wenn nicht schnell etwas passiert. Tragischerweise hat sie die Situation nicht klar kommuniziert und wertvolle Informationen am Telefon ausgelassen.

Positiv: SBAR gut durchgeführt, klare und präzise Informationsvermittlung

Pflegekraft zu Arzt am Telefon: »Hier Simone von der ZNA. Die Patientin Frau Meier in Box 4 ist plötzlich kaltschweißig. Sie ist vor zwei Stunden mit unklarem Brustschmerz eingeliefert worden und war bisher stabil, niemand dachte sie hätte ein ACS. Seit einigen Minuten ist sie kaltschweißig geworden und etwas kurzatmig. Ich glaube, sie zeigt jetzt klare Anzeichen für ein ACS. Bitte kommen Sie schnell in Box 4, oder soll ich gleich das REA-Team holen und den Herzkatheter anfragen?«

Negativ: Notwendigkeit des Anforderns von Hilfe im Rahmen eines Sepsis Verdachts

Aus dem Pflegeheim wird ein alter Mann eingeliefert und von der Pflegekraft nach der Übernahme Ersteingeschätzt. Der Mann ist stark verwirrt und kann selbst keine Angaben zu Ort, Zeit und Person machen. Der Krankentransport teilt mit, die Pflegekräfte haben berichtet, dass der Patient heute nicht wie sonst immer sei. Er scheint nicht orientiert zu sein und wollte auch zum Frühstück nicht essen und trinken. Der Patient hat einen Dauerkatheter, der Urin ist trübe und übelriechend. Der Patient liegt ruhig auf der Trage, Schmerzen scheint er keine zu haben.

Die Vitalzeichen welche für die Ersteinschätzung des Patienten erforderlich sind, zeigen folgende Werte:

RR: 145/89, Puls: 110/min, Temperatur: 36,9 °C, Sauerstoffsättigung: 95 %,

AF: 20, Schmerzintensität: 0 (NRS oder äquivalent), GCS: 13

Die ersteinschätzende Pflegekraft beachtet nicht, die dafür vorgesehenen Indikatoren im Manchester Triage System und der Patient wird falsch triagiert.

Wie kann der CRM- Leitsatz im vorherigen Fallbeispiel helfen?

Cave: Aufgrund des vorliegenden Falls besteht eine dringende Notwendigkeit, Hilfe im Rahmen eines Sepsis-Verdachts anzufordern. Der Patient zeigt Anzeichen einer akuten Verwirrtheit und ist nicht orientiert. Zudem verweigert er Essen und Trinken und der Urin im Dauerkatheter ist trübe und übelriechend, was auf eine mögliche Infektion hinweisen könnte. Die Vitalzeichen sollten daher umgehend überprüft und der Patient schnellstmöglich einem Arzt vorgestellt werden, um eine Diagnose und gegebenenfalls eine Behandlung einzuleiten.

Gerade beim Overcrowding (Überfüllung) in einer Notaufnahme und fehlende Einweisungen und Schulungen auf bestehende Systeme entstehen Fehler bei der Ersteinschätzung der Patient:innen. Eine Möglichkeit könnte es sei, bestehende Indikatoren bzw. Neuerungen im System innerhalb des Bereiches zu Schulen. Eine interne Qualitätssicherung in Form von obligatorischen Schulungen auf Ersteinschätzungssysteme kann wesentlich das Outcome der Patient:innen verbessern.

Positives:

Besserer Outcome der Patient:innen durch geschultes Personal und dadurch ein initiales Erkennen eines positiven Quick Sequential Organ Failure Assessment Score (qSOFA-Score).

Das Manchester Triage System (MTS) legt obligatorische Parameter zugrunde, die beim Betreten der Klinik im Erstkontakt von medizinischen Expert:innen erhoben werden. Dazu gehören die Vitalparameter, die Vigilanz (Glaskow Coma Scale [GCS]) sowie die Schmerzintensität (z. B. numerische Rating-Skala [NRS]). Wenn diese Parameter vollständig erhoben wurden, kann eine validierte Ersteinschätzung erfolgen. Ein entscheidender Parameter bei der Ersteinschätzung von vulnerablen Patient:innengruppen ist der Indikator Sepsisverdacht (positiver qSOFA-Score). Bei Patient:innen mit vermuteter Infektion besteht beim Vorhandensein von mindestens zwei der drei folgenden Symptome ein erhöhtes Sepsis-Risiko (Mortalität): neu auftretende Verwirrtheit, erhöhte Atemfrequenz (über 22/min) und niedriger Blutdruck (unter 100 mmHg systolisch). Wenn ein Sepsisverdacht frühzeitig erkannt wird, erfolgt der Kontakt mit einem Arzt bzw. einer Ärztin innerhalb von 10 Minuten und gegebenenfalls eine Zuweisung in den Schockraum. Dieser Wert wurde entwickelt, um eine frühzeitige Alarmierung aller Ressourcen zu unterstützen, und wurde 2018 in Deutschland eingeführt. Gut geschultes Personal ist mit diesem Indikator gut vertraut und kann deshalb frühzeitig Hilfe anfordern.

> **Merke:**
>
> ISBAR strukturiert und fokussiert die Kommunikation innerhalb des interdisziplinären und interprofessionellen Teams der ZNA und verbessert damit die Versorgung der Notfallpatient:innen. Dies insbesondere in Bezug auf die zahlreiche Konsiliardienste und Fachabteilungen.

Leitsatz 4: Übernimm die Führungsrolle oder sei ein gutes Teammitglied mit Beharrlichkeit

Ein Team braucht eine Leitung. Jemand muss das Kommando übernehmen, die Aufgaben verteilen und alle Informationen sammeln und integrieren. Führung bedeutet nicht, mehr als alle anderen zu wissen, alles alleine machen zu können, besser zu sein als alle Anderen oder andere Personen »herunterzumachen«. Führung bezieht sich auf Koordination und Planung des Vorgehens und auf die klare Kommunikation dieser Planungen. Für Schockräume wird durchaus die Bezeichnung »Koordinator:in« favorisiert im Gegensatz zum Teamleader. Dies soll den kooperativen Aspekt der Tätigkeit betonen.

Es gibt viel mehr Teammitglieder als Teamleitungen, daher hängt der Erfolg der Patient:innenbehandlung insbesondere von den Teammitgliedern ab. Die Bedeutung der aktiven Teammitglieder wird häufig unterschätzt (sog. Führungsbias). Gute und wichtige Teammitglieder folgen ihrer Teamleitung in kooperativer und partizipativer Weise. Achten Sie als Teammitglied darauf, was die Teamleitung sagt, und erledigen Sie, was nötig ist. Das bedeutet keinesfalls, dass Sie nicht mitdenken sollen. Bringen Sie sich und Ihr Wissen ein. Setzen Sie durch, dass die Teamleitung Ihre Meinung wahrnimmt, wenn Sie der Meinung sind, dass er oder sie eine falsche Entscheidung trifft. Sie müssen nicht Ihre Meinung durchsetzen, aber Sie müssen sicherstellen, dass sie in die Überlegungen miteinbezogen werden. Sie sind dafür verantwortlich, dass die Teamleitung Ihre Bedenken kennt (Beharrlichkeit oder »assertiveness«). Oberstes Ziel ist die Patient:innensicherheit. Kämpfen Sie dafür. Das ist auch im Sinne einer guten Teamleitung.

Gibt es ein grundsätzliches Problem mit der Rollenverteilung, dann diskutieren Sie es – aber erst nach einem evtl. Zwischenfall (»Concentrate on what is right – not who is right«).

Fallbeispiele

Negativ: Fehlende Führung bei der Patient:innenversorgung in der Notaufnahme

Ein Patient im hämorrhagischen Schock bei gastrointestinaler Blutung wird mit Notarztbegleitung in die ZNA einer Klinik der Maximalversorgung eingeliefert. Der Blutdruck des Patienten beträgt RR 60mmHg systolisch, der Patient ist schlecht ansprechbar und zentralisiert bei peripher nicht messbarer Sauerstoffsättigung. Es wurde präklinisch ein Venenzugang etabliert. Die angeschlossene Infusion läuft schlecht. Die Übergabe in der ZNA erfolgt durch den Notarzt an den Assistenzarzt der Inneren Abteilung und an das anwesende Fachpflegepersonal der Notaufnahme.

Zur Zeit der Übergabe ist Schichtwechsel von der Nachtschicht an die Frühschicht der ZNA -Pflegekräfte. Qualitativ sind genügend Mitarbeitende vor Ort. Aufgrund des laufenden Schichtwechsels wird von den Mitarbeitenden der notwendige Fokus auf den Patienten verloren. Eine Teamleitung findet sich für diesen Fall nicht. Als Ergebnis dieser Situation werden weder Blutkonserven bestellt noch großlumige Zugänge zur Volumensubstitution etabliert.

Wie kann der CRM-Leitsatz im vorherigen Fallbeispiel helfen?

Es sollte ein:e Teamkoordinator:in (oder früher Teamleader) bei der Versorgung schwer erkrankter Patient:innen in der Notaufnahme festgelegt werden. Diese:r ist gegebenenfalls mit einer Weste zu kennzeichnen und sollte nicht an der Patient:innenversorgung teilnehmen. Durch die Teamkoordination können sämtliche Informationen gesammelt und notwendige Entscheidungen getroffen werden. Analog zum oder zur Schockraumkoordinator:in sollte ein:e Koordinator:in bei der Versorgung schwer erkrankter internistischer oder pädiatrischer Patient:innen festgelegt und gekennzeichnet werden.

Positiv: Ergebnisse eines Notaufnahme-Simulationstrainings

Im Rahmen eines interdisziplinären und multiprofessionellen Simulationstrainings in der Notaufnahme wird die Erkenntnis gewonnen werden, dass eine Führungsperson in der Schockraumversorgung fehlt. Diese wurde als Ergebnis aus diesem Training etabliert. Um diese Person klar kenntlich zu machen, trägt der oder die zukünftige Schockraum-Koordinator:in eine farbige Weste. (▶ Abb. 2.4).

> **Merke:**
>
> Konzentrieren Sie sich darauf, was richtig (für die Patient:innen) ist und nicht wer Recht hat. Ein Team besteht aus einer Teamleitung und Teammitgliedern, die der Leitung folgen. Die Aufgabe der Leitung ist es, zu koordinieren und zu integrieren, aber alle Teammitglieder sind

gleichermaßen für das Wohl der Patient:innen verantwortlich. Der oder die Patient:in sollte nicht unter Problemen des Teams leiden müssen.

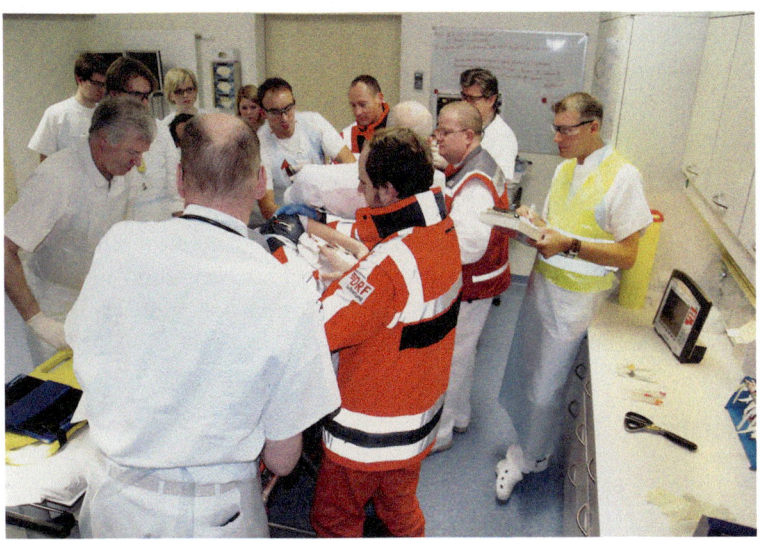

Abb. 2.4: Der Schockraum-Koordinator trägt eine gelbe Weste (Quelle: Mit freundlicher Genehmigung des Westküstenklinikums Heide. © Dr. Thomas Oliver Zugck, Oberarzt WKK Heide, www.schockraum-heide.de)

Leitsatz 5: Verteile die Arbeitsbelastung (Das 10-für-10-Prinzip)

In kritischen Situationen ist neben dem Anfordern von wichtiger Hilfe, die Koordination der verfügbaren Ressourcen entscheidend. Um dies auch in stressigen Situationen zu ermöglichen, wurde vom Autor Dr. Marcus Rall das »10-für-10-Prinzip« entwickelt. Es wird im weiteren Verlauf dieses Kapitels detailliert erläutert.

Exkurs: Das 10-Sekunden-für-10-Minuten-Prinzip oder »Wie kleine Pausen schneller und besser machen?«

Seit einigen Jahren breitet sich das sogenannte »10-Sekunden-für-10-Minuten«-Prinzip als fester Bestandteil von gelebtem CRM in den Teams aus (Rall, Glavin u. a. 2008; Rall und Gaba 2009). Das »10-für-10« bedeutet, dass das Team zehn Sekunden für die Koordination und Planung des weiteren Verlaufs investiert, damit danach die nächsten zehn Minuten umso effektiver und fehlerfreier ablaufen. Dabei sind beide Zeiträume symbolisch zu verstehen und können stark variieren. Das »10-für-10« wurde 2008 von Dr. Marcus Rall nach vielen Jahren der Beobachtung von Teams in Notfallsimulationen als breit wirksames Hilfsmittel entwickelt, was es ermöglicht CRM auch in Situationen mit hohem Zeitdruck und Stress anzuwenden.

Warum 10-für-10?

Die Ursache für die »Nichtanwendung des theoretisch vorhandenen Wissens« scheint häufig in einem subjektiv zu stark empfundenem Zeitdruck zu liegen. Bedingt durch die Notfallsituation entsteht der Eindruck, Teammitglieder müssen »sofort« reagieren und »intuitiv« das Richtige tun. Dies führt zu Versäumnissen, Anwendungen in falscher Reihenfolge, Nichtabfragen des Teamwissens etc. Aus der Sicht der Autorenschaft der Erstveröffentlichung zum Thema 10-für-10 (Rall u. a. 2008), besteht selbst in perakuten Notfallsituationen kaum ein Zeitdruck in der Dimension von Sekunden. Das Team hat immer Zeit, sich einige Sekunden zu sammeln, Gedanken zu machen, zu sortieren und im Team das Vorgehen abzustimmen. Danach ist die Arbeit wesentlich effektiver und für die Patient:innen sicherer. Daher der Name »10-Sekunden-für-10-Minuten«.

Das 10-für-10-Prinzip anzuwenden, bedeutet zum geeigneten Zeitpunkt ein »STOP!« im Team. Im Anschluss werden die Elemente des 10-für-10 besprochen (▶ Abb. 2.5, ▶ Abb. 2.6):

Leitsatz 5: Verteile die Arbeitsbelastung (Das 10-für-10-Prinzip)

1. »Ok, Stopp, lasst uns kurz ein 10-für-10 machen!«
2. Alle Beteiligten hören kurz zu, niemand macht etwas.
3. »Was ist das Hauptproblem? Sind wir uns einig, dass …?«
4. »Brauchen wir noch Hilfe?« Welche Art von Hilfe?
5. »Haben wir alle Fakten?« »Weiß jemand noch etwas?«
6. Aufgaben planen und im Team priorisieren!
7. Aufgaben verteilen! Wer macht was und wer kann was machen?
8. Ganz wichtig am Ende: »Gibt es noch etwas, was wir vergessen haben?«

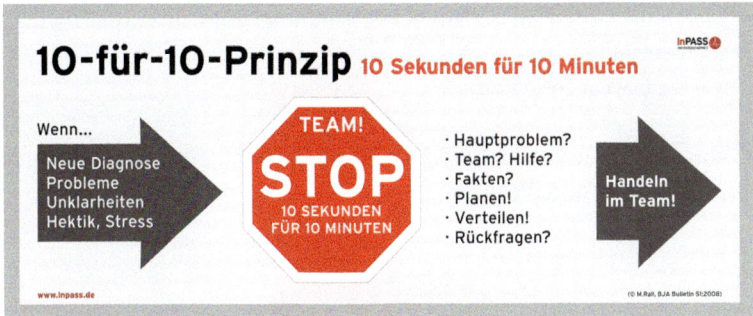

Abb. 2.5: Zeit sparen durch sich kurz Zeit nehmen: Symbolisch 10 Sekunden Koordination, damit die nächsten 10 Minuten besser, sicherer und ruhiger ablaufen: Das »10-für-10-Prinzip« (© M. Rall, InPASS 2008)

Inzwischen wird bei vielen Teams innerhalb eines Behandlungsablaufs die Abkürzung »10-für-10« verwendet, im Sinne von: »Moment bitte! Lasst uns kurz ein 10-für-10 machen!«

Zahlreiche Teams aus unterschiedlichen Berufsfeldern berichten über positive Effekte der Einführung von »10-für-10« in ihren Teams. Egal ob Rettungsdienst, ZNA, Intensivstation, Kreißsaal oder Neonatologie, das 10-für-10-Prinzip scheint Ruhe und Sicherheit einzubringen (▶ Abb. 2.6, ▶ Abb. 2.7, ▶ Abb. 2.8).

Wann kommt das »10-für-10« zum Einsatz?

- Zu Beginn einer Behandlung
- wenn eine neue Diagnose gestellt wird
- immer, wenn jemand das Gefühl hat im Ablauf festzustecken
- wenn die Behandlung nicht den erwarteten Erfolg zeigt (z. B. »wenn der oder die Patient:in nicht den Anweisungen folgt«)
- wenn ein Teammitglied das Gefühl hat, ein 10-für-10 wäre nötig
- spätestens wenn es laut wird oder »das Chaos ausbricht«
- auch ohne Grund im Verlauf der Behandlung, um sicherzustellen, dass alle Teammitglieder dasselbe mentale Modell haben und sagen können, was sie bewegt (▶ Leitsatz 7)

Wichtig ist, dass während des »10-für-10« alle Teammitglieder zuhören und ihre Aktivitäten unterbrechen!

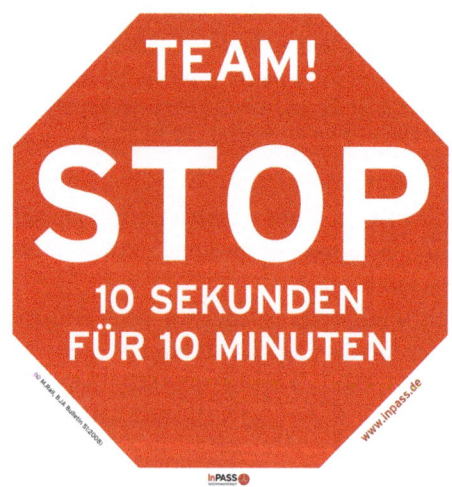

Abb. 2.6: Bodenaufkleber als Erinnerung für das Team: »Ihr habt immer ein paar Sekunden Zeit – auch im Notfall« (© M. Rall, InPASS)

Leitsatz 5: Verteile die Arbeitsbelastung (Das 10-für-10-Prinzip)

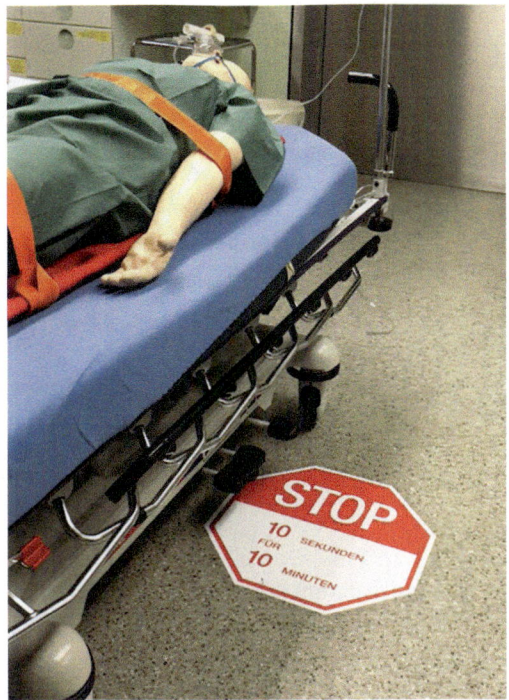

Abb. 2.7: Beispiele für die Nutzung der STOP-10-für-10-Bodenaufkleber in Schockräumen der Ospidal Scuol und dem Universitätsspital Zürich (Quelle: USZ und M. Rall)

Das »10-für-10« sollte vor dem erstmaligen Einsatz in Teams mit allen Beteiligten besprochen und idealerweise (zum Beispiel bei Simulations-Teamtrainings) geübt werden. Das »10-für-10« ist anfänglich nicht leicht, da es »anti-intuitiv« wirkt: in einer Situation mit hohem subjektivem Zeitdruck, soll ein »STOP!« gemacht werden, welcher im ersten Moment Zeit kostet. Die Erkenntnis, dass sich die Organisationszeit im Team mehrfach auszahlt, müssen Beteiligte selbst gewinnen, um »10-für-10« überzeugt anzuwenden.

Nun ist eine der Hauptaufgaben einer Teamleitung, wie die Kapitelüberschrift schon verdeutlicht, das Verteilen der anfallenden Aufgaben. Wie im vorigen Leitsatz erläutert wurde, braucht es jemanden, der festlegt,

2 Die 15 CRM-Leitsätze

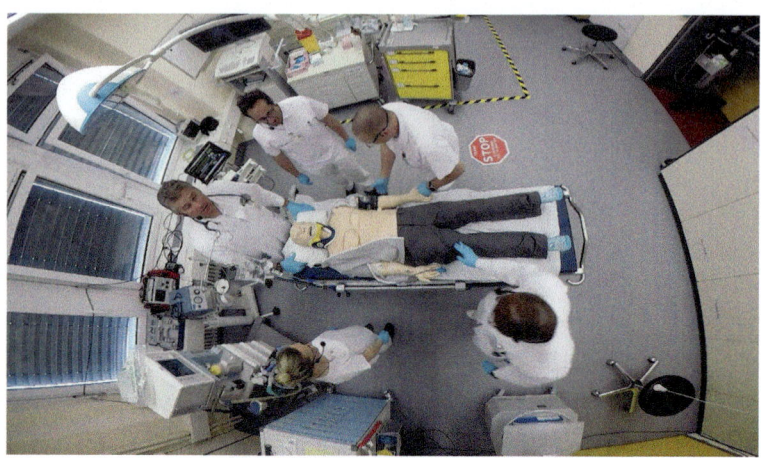

Abb. 2.8: Weiteres Beispiel für die Nutzung der STOP-10-für-10-Bodenaufkleber der Ospidal Scuol und dem Universitätsspital Zürich. (Quelle: USZ und M. Rall)

was zu tun ist und wer sich darum kümmert, dass die definierten Aufgaben erledigt werden. Alles sollte zusammenpassen. Das Delegieren von Aufgaben kann helfen, effektiv mit Zwischenfällen umzugehen, da mehr kognitive Ressourcen für die Koordination der weiteren Aufgaben verbleiben. Die Delegation von Aufgabenpaketen mit Aktionsmöglichkeiten und Grenzen schafft mehr Freiraum als die Delegation von Einzelmaßnahmen.

Oft wird die benötigte Zeit für die Delegation von Aufgabenpaketen überschätzt und der Erfolg, die Luft, die man sich dadurch verschaffen könnte, unterschätzt. Teammitglieder sollten offene Augen für Aufgaben haben, die zu erledigen sind. Es ist keine gute Zusammenarbeit, wenn die Teamleitung alle Aufgaben einzeln vergeben muss, bevor sie erledigt werden. Da es im Bereich der Human Factors bekannt ist, dass während anspruchsvoller manueller Tätigkeiten nicht gut überlegt werden kann (und andersherum), sollten schwierige manuelle Arbeiten und wichtige diagnostische, planerische Tätigkeiten getrennt werden (der Mensch ist nicht gut im Multitasking).

Fallbeispiel

Negativ: Stellenbeschreibung in der Notaufnahme zur Organisation der Betreuung der Patient:innen im Wartebereich

Es herrscht ein großes Patient:innenaufkommen in der Notaufnahme. Plötzlich kollabiert eine Patientin im Wartezimmer. Aufgrund der hohen Arbeitsverdichtung kann akut keine Pflegekraft die kollabierte Patientin zeitnah betreuen. Einzig eine administrativ arbeitende Kraft kann kurzfristig zur ersten Hilfe eingesetzt werden.

Wie kann der CRM-Leitsatz im vorherigen Fallbeispiel helfen?

Durch entsprechende Arbeitsplatzbeschreibungen wurde nun festgelegt, dass administrativ arbeitende Mitarbeitende sich um die Patient:innen im Wartebereich kümmern müssen, so wird die Arbeitsbelastung vom Pflegepersonal mit auf das administrativ tätige Personal verteilt.

Positiv: Personalanforderung nach Äußerung einer Verdachtsdiagnose durch den Notarzt

Ein 52-jähriger Patient mit Zustand nach Mitral- und Aortenklappenersatz wird aus einer Rehabilitationseinrichtung mittels eines Notarztwagens (NAW) in die Notaufnahme einer Klinik der Maximalversorgung eingewiesen. In der Rehabilitationseinrichtung hat sich der Allgemeinzustand des Patienten verschlechtert. Als Vorerkrankungen sind eine Niereninsuffizienz und eine arterielle Hypertonie bekannt. Medikamentös wird der Patient aktuell mit einem Antihypertensivum und Marcumar therapiert.

Von der Notärztin wird der Patient in der Notaufnahme übergeben. Im Rahmen der Übergabe berichtet die Notärztin, dass der Patient mit gestauten Halsvenen kaltschweißig und zentralisiert bei nicht messbarer O_2 Sättigung aufgefunden worden ist. Der Blutdruckverlauf imponierte bei Transportbeginn mit 90mmHg systolisch und fiel während des Transports trotz Gabe von 10 mg Akrinor© und Flüssigkeitssubstitution i.v. kontinuierlich auf aktuell 60mmHg systolisch.

Während der Übergabe in der ZNA wird der Patient beobachtet reanimationspflichtig und es wird durch die Notärztin, dem Rettungsteam und dem anwesenden ZNA – Personal zügig mit der Reanimation begonnen. Die Notärztin bittet, nach Intubation und Beatmung des Patienten, alle Beteiligten um eine kurze Besprechung der Lage: Hier kommt nun das 10-für-10-Prinzip zum Einsatz. In dieser Besprechung wird von der Notärztin der Verdacht geäußert, dass sie vom Vorliegen eines Perikardergusses ausgeht.

Als Ergebnis des 10-für-10-Prinzips wird weitere Hilfe in Form des internistischen Assistenzarztes, der internistischen Oberärztin und des diensthabenden Anästhesisten angefordert, sowie zusätzlicher Fachpflegekräfte angefordert. Gemeinsam wird nach kurzer Unterbrechung der Situation entschieden, eine Echokardiographie durchzuführen. Nachfolgend wird ein Perikarderguss diagnostiziert, daraufhin wird erfolgreich eine Perikarddrainage etabliert und es kann eine Verlegung des Patienten auf die Intensivstation erfolgen.

Fazit

Die Notärztin hatte mit Durchführung eines 10-für-10 klare Infos an das Team geben können. Die Verdachtsdiagnose der Notärztin wurde ernst genommen und Hilfe wurde angefordert. So konnte die Arbeitsbelastung einer durchzuführenden Reanimation mit gleichzeitig notwendiger Intubation und gleichzeitig notwendiger Perikarddrainage strukturiert durchgeführt werden.

> **Merke:**
>
> Sie können nicht alles allein machen und soll(t)en es auch nicht. Besonders als Teamleitung sollten Sie Aufgaben und Arbeitsbelastung verteilen und koordinieren. Im Notfall ist eine einzige Minute der gemeinsamen Besprechung für die nachfolgende Planung durch die nun klar koordinierten Abläufe mehrfach gewonnen.
>
> Als Teammitglied sollten Sie versuchen, der Leitung Zeit zum Nachdenken und koordinieren zu lassen. Seien Sie proaktiv, erledigen

Leitsatz 5: Verteile die Arbeitsbelastung (Das 10-für-10-Prinzip)

> Sie Ihre Aufgaben. Bringen Sie sich aktiv für die Patient:innen ein. Die Anwendung des 10-für-10-Prinzips schafft enorme Ruhe und eine effektivere Verteilung der Arbeitsbelastung im Team.

Weitere Anmerkung:
Stellenbeschreibungen des Notaufnahmepersonales – wer ist für was zuständig – können auch helfen, die Arbeiten ohne Koordinationsaufwand gut zu verteilen. Ebenso hat es sich bewährt, typische Prozesse so zu planen, sodass im Voraus schon jedem Beteiligten klar ist, wer was vorbereitet. Eine Möglichkeit, dies zu unterstützen, sind sog. »Action Cards« (Zugck 2019) (▶ Abb. 2.9). Jede an der Versorgung im Schockraum beteiligte Profession und Berufsgruppe erhält eine solche Karte. Sie beinhaltet alle für die jeweilige Berufsgruppe notwendigen Handlungen (z. B. Geräte holen, einschalten, Material bereitlegen, ggf. vorbereiten, Hilfe anfordern, Information von bestimmten Stellen einholen etc.). Dadurch werden Missverständnisse vermieden. Beispiele wären Vorbereitungen bei Schockraumalarm, Kindernotfall, Schwangere/Geburtsnotfälle, aber auch kleinere Dinge wie Intubation, Pacing, NIV u. v. m.

2 Die 15 CRM-Leitsätze

WKK Westküstenkliniken	**Arbeitsanordnung** ID 5011 Stand 001/04.2018 **Actioncard Ambulanzpflege Traumateam** Bereich TZ, Schockraum Seite 1 von 2

Administration	SR-Protokoll Trauma
Labor: Profil Schockraum m / w	Patientenarmband
Blutgruppe + Eks, 3 Rö-Scheine	Angehörigenbogen

Vorbereitung	2. Pflegekraft/ Hilfe?
Schränke aufschließen	Licht und Heizung an
PC starten, Stoppuhr öffnen	Sono da? anschalten
Spineboard, Spinne, Haedblocks	Kleiderschere/ S-Cut
Tetanol, Tetagam, Cefazolin	Laborset, DK + Temp
PSA Handschuhe, Schürze, Brille, Mundschutz, Haube	

Ablauf	BE, EK-Anforderung
Logroll, Kleidung schneiden	Tet. / Tetag./ Cefazolin
Wundreinigung/ Abdeckung	DK nach Sono

Nachbereitung	Ausrüstung aufklaren
Personalien, Dokumente, PC?	Reinigung bestellen
Kopieren: Anmelde/Angeh.-Bogen, SR, NA, Anä-Protokolle	

Bearbeiter: Zugck, Thomas, Datum: 16.03.2018 | Prüfer:Eichert, Manuela, Datum: 12.04.2018 | Freigeber: Zugck, Thomas, Datum: 12.04.2018

Abb. 2.9: Wer macht was? Vorausplanung und Abstimmung im Team durch sogenannte »Actioncards« für jede Funktion im Team. Hier das Beispiel für die Ambulanzpflege bei Schockraumalarm (Quelle: Mit freundlicher Genehmigung des Westküstenklinikums Heide. © Dr. Thomas Oliver Zugck, Oberarzt WKK Heide, www.schockraum-heide.de)

Leitsatz 6: Mobilisiere alle verfügbaren Ressourcen (Personen & Technik)

Ihr eigenes Wissen, Ihr Können und Ihre Einstellung sind wichtige Ressourcen. Besonders das Wissen um Ihre Schwachpunkte ist sehr wichtig und hilfreich, wenn es um die Sicherheit der Patient:innen geht. Hier gilt analog das von dem Philosophen Sir Karl Popper modifizierte Zitat von Sokrates: »Ich weiß, dass ich nichts weiß (...) und kaum das« (1991). Ressourcen sind da, um genutzt zu werden. Denken Sie an jeden und alles, das Ihnen helfen kann, mit einem akuten Problem umzugehen. Dazu gehören auch Menschen, ebenso wie Technik (Geräte, Monitore) und organisationale Prozesse, die beides miteinander verbinden. Es ist tragisch, wenn Sie allein mit einem Zwischenfall kämpfen und dabei eventuell Fehler begehen, während andere Kolleg:innen mit dem nötigen Wissen und den entsprechenden Ressourcen verfügbar wären (eigene Kolleg:innen, die Leitstelle, der Giftnotruf, die Kardiologe etc.). Leider können sonst Komplikationen entstehen, die mit den eigentlich verfügbaren, mobilisierbaren Ressourcen hätten verhindert werden können.

Fallbeispiele

Negativ: Versorgung eines Patienten mit der Diagnose: Perforation eines Aortenaneurysmas

Eine 76jährige Patientin wird von einem Angehörigen bewusstlos vorgefunden. Das alarmierte RTW-Team diagnostiziert nach der ersten Untersuchung ein Aortenaneurysma und bringt die Patientin vorerst in das nahe gelegene Krankenhaus der Grund- und Regelversorgung. Das dort durchgeführte CT bestätigt die Diagnose Aortenaneurysma-Perforation und so wird die Weiterverlegung in die nächstgelegene Universitätsklinik organisiert. Die Patientin wird vom bekannten Rettungsdienstpersonal imNAW weiterverlegt. Die Patientin wird im Schockraum der Universitätsklinik zunächst von einem unerfahrenen Assistenzarzt der Gefäß- und Thoraxchirurgie empfangen. Die Patientin wird während der Übergabe reanimationspflichtig und es ist dem unerfahrenen Assistenzarzt nicht möglich, die notwendigen Entscheidungen zu treffen. Daher verzögert sich die weitere Versorgung bis zum Eintreffen der zuständigen Oberärztin.

Wie kann der CRM-Leitsatz im vorherigen Fallbeispiel helfen?

Nach Anmeldung von Patient:innen mit bereits diagnostiziertem perforiertem Aortenaneurysma sollte sich die notwendige personelle und technische Hilfe im Schockraum befinden.

Positiv: Schockraumversorgung

Aufgrund eines entsprechenden Unfallmechanismus, der entsprechenden Vitalparameter, eines entsprechenden Verletzungsmusters wird der Schockraumalarm in der ZNA ausgelöst – zur Betreuung der Patientin wird auf diese Weise das adäquate Personal und die entsprechenden Geräte (Sono, CT, Röntgen) mobilisiert.

> **Merke:**
>
> Oftmals wird erst nach einem Zwischenfall bemerkt, welche wertvollen Ressourcen nicht genutzt worden sind. Dies können Personen, Instrumente oder Geräte (auch Vitalparameter wie CO_2) sein. Diese Ressourcen sollten bekannt sein, um sie aktivieren und optimal ausnutzen zu können.

Leitsatz 7: Kommuniziere sicher und effektiv – sag, was Dich bewegt

Kommunikation ist kein CRM-Prinzip, sondern das Bindeglied für die meisten anderen CRM-Leitsätze (▶ Abb. 1.1). Dennoch gibt es für die Kommunikation einige wichtige Regeln, die sich in Bereichen, wo richtige, sichere Verständigung essenziell ist, bewährt haben. Ebenso gibt es typische Fehler bei der erfolgskritischen Kommunikation, die im Alltag wegen mangelnder Konsequenz häufig »eingeübt« werden.

Leider führt das »cool sein« zu ungünstigen Kommunikationsarten. Gute Kommunikation umzusetzen, ist nicht einfach, weil es für jede Situation unendlich viele Wege gibt, richtig und effektiv zu kommunizieren: gute Kommunikation ist einer der Schlüssel für das erfolgreiche Management kritischer Fälle. Die Verteilung von Aufgaben, das Berichten über den Status ihrer Erledigung, das Einholen einer zweiten Meinung usw. – all dies hängt davon ab, dass Sie effektiv kommunizieren. Gelungene Kommunikation ist das Mittel, dass es erlaubt, alle am Geschehen Beteiligten auf dem gleichen Stand zu halten. Jeder muss wissen, was gerade abläuft, um möglichst gut helfen zu können. Gute Kommunikation ist nötig, um zu bestimmen, was noch getan werden muss und festzuhalten, was schon erledigt ist. Im Folgenden sind einige wichtige Techniken und Verfahren aufgeführt, die sich seit vielen Jahren in der Akutmedizin bei Teams bewähren.

Fallbeispiele

Negativ: Weitergabe pathologischer Laborbefunde innerhalb der Notaufnahme

In einer Notaufnahme einer Klinik der Maximalversorgung befinden sich an dem Beispieltag regelhaft viele Patient:innen. Die Behandlungsräume sind alle belegt. In Raum 1 liegt eine zuvor kollabierte Frau mittleren Alters, in Zimmer 2 eine Frau mittleren Alters mit Atemnot. Das Labor ruft an und teilt der ZNA – Pflegekraft mit, dass die kollabierte Frau aus Raum 1 laborchemisch erhöhte D-Dimere habe. Die ZNA – Pflegekraft teilt dies der sich im Raum 2 befindlichen Assistenzärztin mit. Die Assistenzärztin ordnet daraufhin an, dass die Frau in Raum 2 ein Echokardiogramm und eine Duplexsonographie der Beinvenen bekommen soll. So wurde in diesem Fall durch unsichere Kommunikation Laborbefunde der falschen Patientin zugeordnet.

Wie kann der CRM-Leitsatz im vorherigen Fallbeispiel helfen?

In der Notaufnahme sollten Kommunikationsregeln festgelegt werden, die sicherstellen, dass mündliche Untersuchungsergebnisse jeweils den richtigen Patient:innen zugeordnet werden. Die Anwendung der sog. »Close-Loop-Kommunikation« kann in solchen Fällen helfen. Sie zeichnet sich durch die regelmäßige Rückbestätigung des Gesagten i. S. d. gewünschten Handlungsablaufs aus. Dadurch werden Fehler und Missverständnisse vermieden.

Positiv: Gute Übergabe mit »hands off«

In der Notaufnahme ist genau festgelegt, wie die Patient:innenübergabe an der Schnittstelle Rettungsdienst – Notaufnahmepersonal stattfinden soll. Das Rettungsdienstpersonal übergibt an das Notaufnahmepflegepersonal, der oder die Notärztin übergibt an den Notaufnahmearzt oder die Notaufnahmeärztin. Die Übergabe erfolgt nach einem festgelegten Protokoll:

- Name
- Geburtsdatum Patient:in
- momentane Symptome
- Unfallmechanismus
- Vorgeschichte
- Medikamentenplanübergabe
- Mitteilung des Hausarztes/der Hausärztin und der Versorgungssituation des Patienten / der Patientin zuhause. Übergabe evtl. vorhandener alter Arztbriefe.

Während der Übergabe verbleiben Patient:innen auf der Rettungsdiensttrage, danach erfolgt die Umlagerung. Solange die Patient:innen auf der Rettungsdiensttrage liegen, sind die Rettungsdienstmitarbeitenden für die Patient:innen zuständig, nach der Umlagerung auf die Notaufnahmeliege sind die Notaufnahmemitarbeitenden für die Patient:innen zuständig.

> **Merke:**
>
> Kommunikation ist sowohl für die sendende wie auch für die empfangende Person einer Nachricht wichtig. Nur weil Sender:innen in der Hierarchie höher sind, müssen Empfangende sie nicht unbedingt verstehen. Sprechen Sie Personen direkt an und bestätigen Sie, dass Sie etwas gehört und was Sie verstanden haben. So können Missverständnisse vermieden oder schnell aufgedeckt werden.

Exkurs: Die »Kommunikations-Treppe« und »Close-Loop-Kommunikation«

Gemeint, ist nicht gesagt
      Gesagt, ist nicht gehört
            Gehört, ist nicht verstanden
                  Verstanden, ist nicht gemacht

Gemeint, ist nicht gesagt

Menschen können sehr schnell denken, und oft denken wir, dass das, was wir denken, so klar ist, dass das von mir Gedachte alle denken müssen. Leider trifft das dann oft nicht zu – andere denken andere Dinge, haben Dinge wahrgenommen und haben andere Prioritäten. Wir sollten öfter sagen, was wir denken, damit wir andere Teammitglieder »im Loop« halten.

Gesagt, ist nicht gehört

Da Menschen evolutionär das Gehör, im Gegensatz zum Auge, nicht verschließen können, haben wir es gelernt akustische Reize ausblenden zu können. Wenn wir auf Dinge konzentriert sind, kann es sein, dass wir Dinge nicht hören, obwohl sie laut um uns herum passieren. Wir können »funktionell taub« sein, das heißt, sehr wohl mag sich unser Trommelfell bewegen, wir nehmen diese Schallwellen aber nicht wahr, weil wir gerade abgelenkt sind. Wenn wir gehört werden wollen, müssen wir erst dafür sorgen, dass uns zugehört wird und dass der oder die Empfänger:in uns wahrnimmt. Wenn es wichtig ist, sollten wir von unserem oder unserer Gesprächspartner:in eine Bestätigung einfordern.

Gehört, ist nicht verstanden

Das Hören allein muss noch kein Verständnis bringen. Ist die Sache klar, der Auftrag verstanden, ist der oder die Empfänger:in mit dem Inhalt der Nachricht einverstanden? Das sollte geklärt werden, wenn die gegenseitige Kommunikation gelingen soll. Vor allem wenn die Inhalte wichtig sind, wie so oft in der ZNA.

Verstanden, ist nicht gemacht

Selbst bei gutem Verständnis, kann der Auftrag schwierig sein, misslingen oder anders als gedacht ausgeführt werden. Wenn das Ziel wichtig ist, benötigen wir eine Rückmeldung, positiv oder negativ, damit alle wissen, wo wir stehen. Zum Gelingen guter, gegenseitiger Kommunikation, gilt es regelmäßig die »Kommunikationsschleife zu schließen«. Man spricht auch von »Close-Loop-Kommunikation« (▶ Abb. 2.10). Das kann durchaus lästig und mühselig sein, ist aber das Einzige, was wichtige Informationen zuverlässig zwischen Personen übertragen lässt.

Ein weiteres Hilfsmittel, die Kommunikation systematischer und zuverlässiger zu machen, ist die sog. »SBAR-Technik« (Haig u. a. 2006, Miller u. a. 2009). Sie ist bei Leitsatz 3 »Fordere Hilfe an« ausführlich dargestellt (▶ Leitsatz 3). Die konsequente Anwendung von SBAR, sowohl als »Sen-

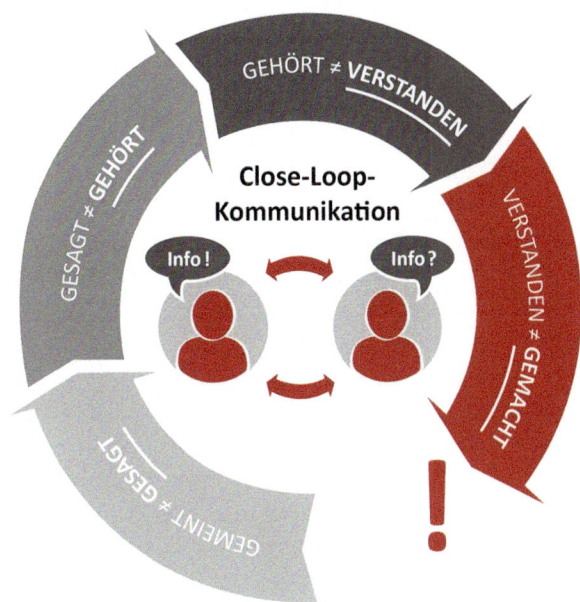

Abb. 2.10: Die Close-Loop-Kommunikation: Die sichere Übermittlung von wichtigen Informationen ist nicht trivial. Annahmen, Missverständnisse, Umgebungsgeräusche usw. können eine sichere Kommunikation verhindern. Es gilt immer wieder die Kommunikationsschleife zu schließen. Je wichtiger die Info, umso sicherer die Kommunikation! (© M. Rall, InPASS)

der:in« (übermittle Dein ganzes mentales Modell), wie als »Empfänger:in« (komplettiere Dein Bild, wenn die sendende Person nur Bruchstücke liefert) erhöht die effektive Kommunikation enorm.

Sichere und effektive Auftragsvergabe

Bei der Vergabe von Aufträgen gibt es oft Schwierigkeiten, die vergebende Person ist enttäuscht, weil die beauftragte Person es nicht so gemacht hat, wie es gedacht war. Diese wiederum ist frustriert, weil sie keine gute Arbeit machen konnte (dabei wollte sie es doch gut machen).

Die nachfolgenden Elemente sichern in ihrer Gesamtheit eine klare Auftragsvergabe:

- Mit Namen ansprechen / Blickkontakt
- Rahmenbedingungen / Ursache für Auftrag
- Eigentliche Aufgabe beschreiben
- Begründung / Konsequenzen / Bedeutung
- Details / Feinheiten zum Auftrag
- Gefahren / Grenzen / Maßnahmen
- Hilfe / Feedback (wie, wann, wo?)
- Rückfragen? Ok für Übernahme?

Nun mag man denken, dass es sehr mühselig und vor allem zeitaufwendig ist, Aufträge, die dutzendfach am Tag vergeben werden, so ausführlich zu formulieren. Aus der Erfahrung der Autor:innen bei tausenden von Simulationsteamtrainings, hat sich gezeigt, dass eine klare Auftragsvergabe Zeit spart, da sich die Menge der insuffizient oder falsch ausgeführten Aufträge und deren Korrektur verringert. Das Folgende zeigt ein positives und negatives Fallbeispiel zur Veranschaulichung.

Fallbeispiele

Negativ: Auftragsvergabe

Oberarzt der ZNA zur Assistenzärztin: »Schauen Sie bitte nach dem Blutdruck bei Frau Müller in der 7«. Diese Aussage ist schnell gemacht. Was will der Oberarzt aber wirklich, auf was ist zu achten, und was ist dann zu tun? All dies bleibt unklar und im Zweifel muss die Assistenzärztin beim Oberarzt nochmal nachfragen.

Positiv: Auftragsvergabe

»Frau Maier (so heißt die Assistenzärztin), die Frau Müller in der 7 hat einen erhöhten Hirndruck, bitte achten Sie auf den Blutdruck, der Mitteldruck darf nicht niedriger als 85 mmHg sein, sonst kann es zu einer Ischämie kommen. Falls er unter 85 fällt, machen Sie bitte …,

wenn das nicht hilft, bitte ... spritzen. Wenn das auch nichts nützt, bitte mich anfunken. Ich bin in der Ambulanz erreichbar. Trauen Sie sich das zu? Ok?«
Die subjektiv evtl. länger erlebte Auftragsvergabe, dauert tatsächlich ca. 25 Sekunden. Diese 25 Sekunden sind gut investiert, denn sie verhindern Mehrarbeit und ggf. Patient:innenschäden aufgrund von Annahmen und Missverständnissen.

Warum ist Kommunikation oft schwer und fehlerhaft?

In vielen Zwischenfallanalysen kommt heraus, dass ein Teammitglied etwas Wichtiges wusste, es aber im Stress der Notfallbehandlung nicht (oder nicht effektiv) gesagt hat. Das ist besonders tragisch, denn offensichtlich, war das Wissen, welches den Zwischenfall verhindert hätte im Raum verfügbar. Das Teammitglied hatte meist einen Grund nicht zu »sagen, was Dich bewegt« (Speak up):

- Keine Zeit (zu hoher subjektiver Zeitdruck)
- Gefühl, das wäre jetzt ein schlechter Zeitpunkt
- Annahme, dass die anderen das sicher auch wissen
- Unsicher über den Inhalt der Botschaft (was ist, wenn ich nicht recht habe)
- Angst vor Hierarchie (ich bin ja nicht die Leitung, der Arzt / die Ärztin, die zuständige Person etc.)
- Unterschätzung der Wichtigkeit der Botschaft
- Andere nicht bloßstellen wollen (es wäre peinlich, wenn ich was sage, was der andere ja auch hätte wissen müssen...)
- Nicht geteilte mentale Modelle
- Kommunikation wird nicht für nötig erachtet (z. B. kein »Double check«)
- Das Vorurteil, dass gute Kommunikation lange dauert

> Einige wichtige Kommunikationsregeln lassen sich wie folgt zusammensetzen. Besprechen Sie die Punkte gerne einmal mit Ihren Kolleg:innen im Team
>
> - Nimm Dir Zeit, effektiv zu kommunizieren (diese Zeit holt man leicht wieder auf)!
> - Sorge für Ruhe.
> - Rede laut genug und in Richtung der Empfänger:innen.
> - Schreie nicht, solange nicht absolut notwendig.
> - »Speak up«: Wenn Du etwas Wichtiges zu sagen hast, sag es.
> - »Read back«: Wiederhole, was Du gehört hast.
> - »Feedback«: Sage, was Du getan hast (auch wenn es nicht geklappt hat oder nicht gut ist).
> - »Get back« – Wenn jemand auf Deine Nachricht/Frage nicht reagiert, hat er/sie es vielleicht nicht gehört oder war anderweitig beschäftigt; hake nach, bestehe auf eine »Empfangsquittung«; warte, bis der/die andere »empfangsbereit« ist.
> - Wirf Anweisungen nicht in den Raum: spreche einzelne Personen direkt an.
> - Erst den Namen sagen, dann die Anweisung (Orientierungsreaktion ausnutzen). Höre auch den »Leisen« zu – gute Ideen müssen nicht laut sein.
> - Stell Fragen, spätestens wenn Du nicht weiterweißt.
> - Begründungen erhöhen das Verständnis und die »Haftzeit«.
> - Nutze das 10-für-10-Prinzip immer wieder!

»Speak up!« – sag was Dich bewegt! Und warum das manchmal so schwer ist

Weil es so wichtig ist, dass alle Profis im Team sagen, was sie denken, vor allem wenn sie Bedenken haben, wird das »Speak-up« in letzter Zeit als Element von erhöhter Sicherheitskultur gefördert und gefordert (Kolbe und Grande 2016; Martinez u. a. 2015). Dies ist auch in anderen Hochsicherheitsbereichen, wie beispielsweise der Raumfahrt so: Bei der NASA lautet ein wichtiges Gebot »If it's not safe – say so. Speak-up!«

Eigentlich sollte Speak-up eine Verpflichtung sein und keine Wahloption. Wer etwas für Patient:innen fürchtet »muss es sagen«. So kann verhindert werden, dass es nach einem Zwischenfall heißt: »Und ich dachte noch...« oder »Ich dachte schon die ganze Zeit, dass...«

Sprechen Sie mit Ihrem Team darüber:

- Was erleichtert ein »Speak-up«?
- Was erschwert/verhindert es?
- Wie kann man es fördern?
- Welche schlechten Erfahrungen hat das Team damit gemacht?
- Wie macht man es konkret?
- Wann fällt es schwer?
- Wann erscheint es unnötig/hinderlich? Was passiert dann?

Leitsatz 8: Beachte und verwende alle vorhandenen Informationen

Medizin ist komplex, weil sie die Integration von ganz unterschiedlichen Informationsquellen erforderlich macht. Außerdem liegen über Patient:innen häufig limitierte und meist indirekte Informationen vor. Unter diesen Bedingungen kann jedes kleine Bausteinchen helfen, die Situation und den Zustand der Patient:innen besser zu verstehen und die Behandlung richtig auszurichten. Vervollständigen Sie Ihr mentales Modell über die Patient:innen, indem Sie alle verfügbaren Informationen integrieren und korrelieren. Versuchen Sie bewusst Ihr mentales Modell mit neuen oder veränderten Informationen zu falsifizieren. Das Verifizieren macht unser Gehirn aus Bequemlichkeit von selbst und leider mit wechselndem

Erfolg (z. B. Fixierungsfehler). Wenn Sie ein »komisches« Bauchgefühl haben und z. B. einen Befund eigentlich nicht oder anders erwartet hätten, seien Sie besonders sorgfältig. Meist hat das »Gefühl von Profis« einen realen Grund, der in dem Moment des Bauchgefühls nicht konkret genannt werden kann (Gigerenzer 2007).

Fallbeispiele

Negativ: Lumboischialgie – Aortendissektion

Ein 45-jähriger Patient wird zunächst in einem auswärtigen Krankenhaus mit Lumboischialgie links therapiert. Im Bereich des linken Beines sind Sensibilitätsstörungen im S1 Dermatom nachweisbar. Ein dort angefertigtes MRT des LWS ist ohne pathologischen Befund, auch ohne Darstellung eines Bandscheibenvorfalles. Der Patient stellte sich zwei Tage nach Entlassung aus der stationären Behandlung in der Notaufnahme vor, nun mit Schmerzen im Rücken mit Ausstrahlung in das rechte Bein. Im Bereich des rechten Beins ist eine Fußheber- und eine Fußsenkerschwäche gleichzeitig nachweisbar. Da bei dem Patienten jetzt auch laborchemisch erhöhte Entzündungswerte nachweisbar sind, wird der Patient bei röntgenologischem Nachweis einer Infiltration der rechten Lunge mit nosokomialer Pneumonie erneut stationär behandelt. Die Schmerzen im Bereich des rechten Beines werden der bereits diagnostizierten Lumboischialgie zugeordnet. Während des stationären Aufenthaltes verschlechtert sich der Allgemeinzustand des Patienten täglich. Die Schmerzen im Bereich des Rückens werden immer stärker, die Schmerzen im Bereich des rechten Beines nehmen ebenfalls zu. Aufgrund einer Aortendissektion verstirbt der Patient.

Wie kann der CRM-Leitsatz im vorherigen Fallbeispiel helfen?

Es wurden nicht alle Informationen beachtet. Es wurde davon ausgegangen, dass der Patient unter einer Lumboischialgie litt, obwohl die Schmerzen im Bereich der Beine von links nach rechts wechselten und obwohl in der MRT-Untersuchung der LWS kein Bandscheibenvorfall nachweisbar war, der diese Schmerzen hätte erklären können. Die neurologischen Untersuchungsbefunde waren einer Bandscheibenprotrusion nicht zuordenbar gewesen, da rechts eine Fußheber- und Fußsenkerschwäche gleichzeitig nachweisbar waren. Eine weitere Diagnostik war nicht durchgeführt worden, es wurden nicht alle Informationen, die bei diesem Patienten bekannt waren, beachtet.

Positiv: Rechtsverbreiterung des Herzens bei Patientin mit Thoraxschmerzen

In der Notaufnahme wird eine junge Patientin mit Thoraxschmerzen diagnostiziert und therapiert. Anamnestisch gibt es keinen Hinweis auf das Vorliegen einer KHK, laborchemisch gibt es keine Erhöhung des Troponin T Wertes und auch im EKG ist keine pathologische Veränderung nachweisbar.

Nach Anfertigung einer Röntgenuntersuchung des Thorax p.a., das von den Radiologen ohne Befund eingeschätzt wird, fällt dem Chefarzt der Abteilung eine Rechtsverbreiterung des Herzschattens auf. Er veranlasst aus der Ärztebesprechung heraus die Anfertigung einer Thorax CT Untersuchung. Dabei wird ein Aneurysma der Aorta ascendens mit Perforation diagnostiziert, weshalb die Patientin daraufhin sofort mit dem RTH in ein Krankenhaus der Maximalversorgung in die Abteilung für Herz- und Thoraxchirurgie verlegt wird.

Fazit

Im Rahmen der Ärztebesprechung werden alle Informationen, die zu Patient:innen vorliegen, nochmals gemeinsam gesammelt und besprochen und damit beachtet.

Merke:

Bei der Diagnose und Behandlung von Patient:innen ist es wichtig, alle verfügbaren Informationen mit einzubeziehen. Oft werden einzelne Vitalparameter nicht berücksichtigt oder vorliegende Befunde nicht mit in das mentale Modell des Behandlers eingebaut. Sie sollten alle ver-

> fügbaren Informationen miteinander korrelieren und falsifizieren und in Ihr mentales Modell über Patient:innen einpassen.

Leitsatz 9: Verhindere und erkenne Fixierungsfehler

Alle menschlichen Handlungen beruhen auf mentalen Modellen oder inneren Abbildern von Situationen (DeAnda und Gaba 1990; DeKeyser u. a. 1988; DeKeyser u. a. 1990; Rall und Gaba 2009). Wenn Ihr Modell nicht mit der Situation übereinstimmt, werden es Ihre darauf aufbauenden Handlungen auch nicht tun. Fixierungsfehler ergeben sich aus zunächst konsistenten, aber dennoch falschen mentalen Modellen von Situationen. Ein Prinzip des Umgangs mit Fixierungsfehlern besteht darin, sich einen neuen Blick auf die Situation zu ermöglichen. Fixierungsfehler sind hochgradig kontagiös. Fragen Sie offen, wie die Person die Situation einschätzt, ohne ihr Ihre eigene Einschätzung mitzuteilen. Wechseln Sie bewusst die Perspektive – mental und körperlich. Suchen Sie besonders nach all den Informationen, die Ihren bisherigen Annahmen widersprechen. Menschen neigen dazu, nur Informationen zu akzeptieren, die unterstützen, was sie sowieso schon meinen zu wissen. Eine andere Möglichkeit: Versuchen Sie sich vorzustellen, wie ein:e von Ihnen fachlich geschätzte:r Kolleg:in in dieser Situation vorgehen würde.

Es werden drei Arten von Fixierungsfehlern unterschieden:

1) »Dies, und nur dies.« (Das »Kleben«):
   Nur die erste wahrscheinliche Möglichkeit/Diagnose wird in Betracht gezogen. Eine andere Möglichkeit wird nicht mehr in Erwägung erwogen. Man hat seine Diagnose gefunden, bleibt dabei (verbeißt sich eventuell regelrecht) und zieht andere mit hinein.

2) »Alles, nur dies nicht.« (Das Vermeiden):
Alles wird getan, um den akuten Fall so »hinzubiegen«, dass eine meist schwerwiegendere Diagnose nicht gestellt werden muss. Man neigt dazu, das anzunehmen, was weniger Arbeit macht oder redet sich negative Befunde schön (»Blutet kaum noch, fast trocken« oder »Okay, jetzt ist es dicht, passt schon.«).
3) »Alles okay.«: (Das Abwarten)
Man schaltet bei einem Zwischenfall gar nicht oder zu spät in den »Notfallmodus« und fährt unter Routinebedingungen mit der Behandlung der Patient:innen fort, während sich der Zwischenfall immer weiterentwickelt. In diesem Fall kennt man die richtige Diagnose (Unterschied zu Fixierungsfehler Art 1 und 2), unterschätzt aber den dramatischen Verlauf und verliert so wertvolle Zeit. Ursachen dafür: Man möchte kein »Aufsehen erregen«, oder man denkt, »das krieg ich schon hin«, oder man will es selbst nicht recht wahrhaben, dass man es jetzt mit einem Notfall oder einer schweren Komplikation zu tun hat.

Fallbeispiele

Negativ: Gastroenteritis- Boerhaave-Syndrom

Ein 50-jähriger Patient wird von der Hausärztin mit diagnostizierter Gastroenteritis in die ZNA einer Klinik der Maximalversorgung eingewiesen. Der Patient wird als infektiös betrachtet und in der ZNA als nicht priorisiert eingeschätzt. Diese Einschätzung beruht auf der Annahme, dass ein 50 Jahre alter Patient ohne Vorerkrankungen durch eine evtl. vorliegende Exsikkose nicht vital gefährdet wird. Bei großem Patient:innenandrang in der Notaufnahme wird der Patient zunächst ohne Behandlung in das Infektionszimmer gelegt. Der Pflegekraft, die für den Patienten zuständig ist, fällt im Infektionszimmer auf, dass der Patient plötzlich eine Dyspnoe entwickelt.

Die Pflegekraft verständigt den zuständigen internistischen Assistenzarzt. Dieser untersucht den Patienten und diagnostiziert klinisch einen Pneumothorax rechts. Röntgenologisch bestätigt sich der Verdacht. Der Patient wird mit einer Thoraxdrainage versorgt, aus der sich der Mageninhalt entleert. Im Anschluss wird das Vorliegen eines Boerhaave-Syndroms diagnostiziert.

Wie kann der CRM-Leitsatz im vorherigen Fallbeispiel helfen?

Der Patient war in der Notaufnahme von der Hausärztin mit der Diagnose Gastroenteritis angemeldet. Diese Diagnose wurde im Sinne eines Fixierungsfehlers übernommen und der Patient in der ZNA nicht nochmals untersucht. Durch diesen Fixierungsfehler veränderte sich der nachfolgende Behandlungsverlauf dahingehend, dass der Patient fälschlicherweise als infektiös eingestuft wurde und das vorliegende Boerhaave-Syndrom beinahe nicht diagnostiziert worden wäre.

Positiv: Nekrotisierende Fasziitis

Eine 60-jährige Patientin stellt sich mit Schmerzen im Bereich des rechten Kniegelenkes in der Notaufnahme vor. Die Patientin gibt an, es sei eine Kniegelenkspunktion vor einer Woche durch den Hausarzt durchgeführt worden. Das Kniegelenk ist gerötet, überwärmt und in der Beweglichkeit schmerzbedingt eingeschränkt. Die Entzündungswerte sind laborchemisch deutlich erhöht. In der Röntgenuntersuchung des Kniegelenkes ist kein pathologischer Befund nachweisbar. Die Patientin wird mit Verdacht auf Kniegelenksinfektion stationär aufgenommen und eine Antibiotikatherapie wird begonnen. Die Patientin bleibt nüchtern, weil mit dem Oberarzt die OP – Indikation besprochen werden muss. In der kurzfristig durchgeführten Kontrolluntersuchung der Patientin gibt die Patientin nun Schmerzen im Bereich auch des Oberschenkels rechts an, welche mit einer massiven Zustandsverschlechterung der Patientin einher geht. Im weiteren Verlauf wird der Verdacht auf Vorliegen einer nekrotisierenden Fasziitis gestellt. Bei der Patientin werden nun bei dem CT – Befund des rechten Beines in allen Muskellogen Lufteinschlüsse nachgewiesen. Daraufhin wird die Patientin sofort in den OP gebracht.

Fazit

Im Rahmen der kurzfristigen Kontrolluntersuchung der Patientin erfolgt keine Fixierung auf die Diagnose Kniegelenksinfektion rechts, sondern nach Prüfung der vorhandenen Untersuchungsergebnisse wird die Diagnose nekrotisierende Fasziitis gestellt.

Negativ: Fixierungsfehler durch Diagnoseübernahme

Als Notfallverlegung ohne Arztbegleitung wird eine 40-jährige Frau aus der Psychiatrie eingeliefert. Die Patientin hat sich die Haare angezündet und Verbrennungen ersten und zweiten Grades im Gesicht, am Kopf und am Hals erlitten. Auf die Frage, ob sie ein Schmerzmittel benötigt, antwortet sie, dass die Schmerzen erträglich seien. In dem Überleitungsbericht des Arztes wird vor weiterer Suizidgefahr gewarnt und darauf hingewiesen, dass die Patientin zu beaufsichtigen ist. Die erst einschätzende Pflegekraft übernimmt die Verdachtsdiagnose aus dem Bericht und stuft die Patientin anhand des Diagramms »Psychiatrische Erkrankung – hohes Risiko der Selbstgefährdung« ein. Sie leitet ein psychiatrisches Konsil ein. Im weiteren Arztkontakt steht jedoch die Verbrennung der Patientin im Vordergrund.

Wie kann der CRM-Leitsatz im vorherigen Fallbeispiel helfen?

Die Patientin wurde vom Rettungsdienst aufgrund der Selbstentzündung einer psychiatrischen Notaufnahme zugeführt. Im Erstkontakt zeigte sich, dass ausgeprägte Gesichtsödem und daraufhin wurde Sie ohne Arztbegleitung in einen Maximalversorger verlegt. Die Diagnose psychiatrische Erkrankungen wurde im Sinne eines Fixierungsfehlers von der ersteinschätzenden Pflegekraft in der ZNA übernommen und die Patientin nicht im Rahmen des Signal- Schemas, wie vorgesehen (nach Standard Operating Procedures [SOP]) befragt und untersucht. Deshalb wurde die Annahme getroffen, dass die Patientin aufgrund einer psychiatrischen Erkrankung die Selbstentzündung vorgenommen hat und das Leitsymptom Gesichtsödem wurde in der Ersteinschätzung nicht berücksichtigt.

Cave (Quelle: https://signal-intervention.de/signal-leitfaden):

Tab. 2.2: S.I.G.N.A.L. – Leitfaden

S	Signal	Setzen Sie ein Signal: Sprechen Sie Gewalterfahrungen aktiv an
I	Interview	Interview mit konkreten Fragen
G	Gründliche Untersuchung	Untersuchung auf alte und neue Verletzungen
N	Notieren	Notieren und dokumentieren aller Befunde
A	Abklären	Klären Sie die eine aktuelle Gefährdung und das Schutzbedürfnis ab
L	Leitfaden	Bieten Sie den Leitfaden mit Notrufnummern und Überstützungsangeboten an

Positiv: Kein Fixierungsfehler durch Prüfung aller Leitsymptome

Eine 30-jährige Patientin stellt sich in der Notaufnahme vor. Sie hat Hämatome im Gesicht, eine deutliche Schwellung im Bereich des rechten Unterkiefers und Hämatome an beiden Oberarmen, jeweils mit vier fingerbreiten Streifen an der Außenseite und einem fingerbreiten Streifen an der Innenseite. Weitere Hämatome zeigen sich im Halsbereich.

Auf die Frage, was passiert sei, antwortet die Frau, sie sei versehentlich drei Treppenstufen hinuntergefallen. Sie wird von ihrem Ehemann begleitet, der sich sehr besorgt zeigt und auf eine schnelle Behandlung drängt.

Im Rahmen der Ersteinschätzung wurde die Frau für das Gespräch vom Ehemann getrennt. Es erfolgte keine Fixierung auf die Schwellungen und Prellungen aufgrund der unpassenden Vorgeschichte, sondern es wurde eine strukturierte Gesprächsführung durch das Signal-Schema angewandt. Daraufhin konnte die Patientin mit dem Diagramm »Angriff (Zustand nach)« und dem Indikator »unpassende Vorgeschichte« (gelb) eingestuft werden und hat im weiteren Verlauf die benötigten Unterstützungsangebote erhalten.

Leitsatz 9: Verhindere und erkenne Fixierungsfehler

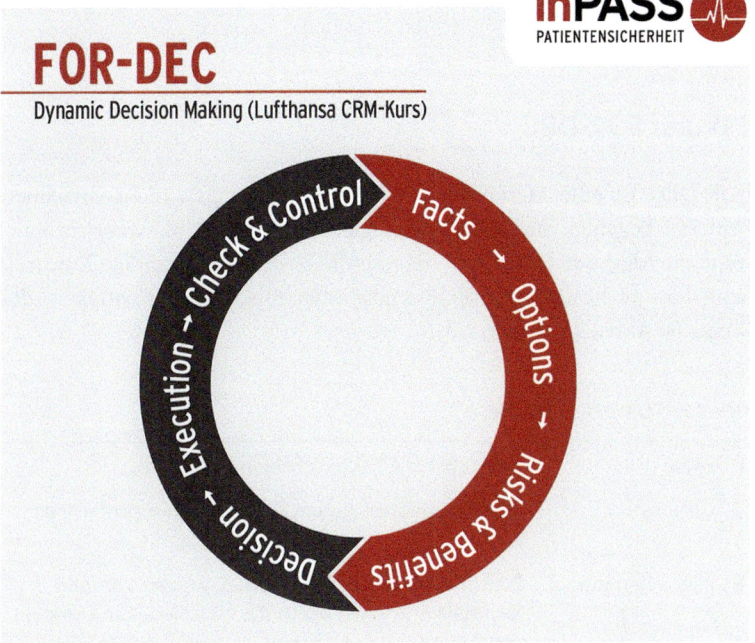

Abb. 2.11: FOR-DEC dient dazu Entscheidungen sicherer zu machen, indem zu schnelle und lückenhafte Entscheidungen vermieden werden (© M. Rall, InPASS)

Merke:

Mit einem Fixierungsfehler als Ursache können auch sehr gute, erfahrene Kolleg:innen große Fehler begehen (weil man denkt, man tut das Richtige). Fixierungsfehler betreffen das mentale Modell, das Sie von Ihren Patient:innen und der Situation haben. Weil die Beteiligten froh sind, ein mentales Modell als Erklärung zu haben, sind Fixierungsfehler schwierig zu erkennen und halten sich hartnäckig. Das Wissen um Fixierungsfehler ist ein wichtiger Schritt zur Prävention. (Im Sinne: Gefahr erkannt – Gefahr gebannt!). Schließen Sie immer die schwerwiegendsten Diagnosen aktiv aus. Versuchen Sie sich aktiv zu falsifizieren. Fordern Sie auch Ihr Umfeld dazu auf. Widersprechen ist nicht frech, sondern erhöht die Patient:innensicherheit.

Exkurs: FOR-DEC

FOR-DEC ist eine Merkhilfe, um bei Entscheidungen nicht vorschnell Fehler zu begehen. Statt sofort umzusetzen, was man denkt was richtig ist, sollte die Methode FOR-DEC angewandt werden. Regelmäßige Kontroll-Schleifen (»Check&Control«) sichern dynamisch die Richtigkeit des Weges (▶ Abb.2.11; ▶ Tab. 2.3).

Tab. 2.3: FOR-DEC Methode

F	Facts	Haben wir alle Fakten? Fehlen noch Infos?
O	Options	Welche Optionen stehen außer der offensichtlichen zur Verfügung?)
R	Riks & Benefits	Welche Risiken gibt es je Option, welche Vor- und Nachteile entstehen durch die verschiedenen Optionen?)
D	Decision	Treffen der Entscheidung im Team nach Abwägung von FOR
E	Execution	Durchführung oder Delegation der Maßnahmen
C	Check	Hat die durchgeführte Maßnahme die erwünschte Wirkung oder evtl. Nebenwirkungen?; Re-Evaluation und ggf. erneutes Anwenden von FOR-DEC

> **Ein weiteres Fallbeispiel: Wie das Abwehren von Fixierungsfehlern helfen kann**
>
> Nachdem ein Team der Luftrettung ein CRM – basiertes Simulations-Teamtraining absolviert hatte, wird es am nächsten Tag zu einem Verkehrsunfall mit Kindbeteiligung alarmiert. Der sich bereits am Ein-

satzort befindliche Notarzt drängt das Hubschrauberteam dazu, das bereits intubierte polytraumatisierte Kind möglichst schnell einzuladen und in die Klinik zu fliegen.

Das CRM-trainierte Hubschrauberteam bedankt sich bei dem bereits vor Ort befindlichen Notarzt und unterbricht mit einem 10-für-10 dessen subjektiven Zeitdruck. Bei einer schnellen, aber sorgfältigen Re-Evaluation im Team, auch nach ABCDE-Schema (Airway, Breathing, Circulation, Disability, Exposure/Environment), entsteht bei der Auskultation des verunglückten Kindes der Verdacht auf eine Tubusfehllage. Dieser Verdacht wird nach Anlage der Kapnometrie bestätigt. Der grundsätzliche frühe Einsatz der Kapnometrie als Intubationskontrolle war Teil der Simulationstrainings. Die nach Absaugen des Magens kontrolliert durchgeführte Re-Intubation des Kleinkindes sichert die Oxygenierung des Kindes für den Transport.

Das Luftrettungsteam ist sich nach dem Einsatz sicher, dass regelmäßig im Team durchgeführten Simulationstrainings entscheidend dazu beitragen, die Patient:innensicherheit in kritischen Situationen zu erhöhen. Ohne das Simulationstraining hätte das Kleinkind eventuell einen hypoxischen Hirnschaden erlitten.

Leitsatz 10: Habe Zweifel und überprüfe genau (»Double check«, nie etwas annehmen)

»Double check« oder auch »Cross check« meint das sichere, sorgfältige Überprüfen auf mehreren Kanälen von angenommenen, vermuteten oder in Wirklichkeit unsicheren, aber sicher geglaubter Informationen. Unser Erinnerungsvermögen spielt uns manchmal Streiche und versucht, Dinge passend zu machen, die vielleicht aber gar nicht passend waren oder sind. Das erneute Prüfen von sicher geglaubten Informationen zeigt erstaunlich oft, dass es anders war, als wir dachten.

Manchmal besteht bei uns die Meinung, etwas tatsächlich getan zu haben, obwohl wir nur in unseren Gedanken gehandelt haben. Oder wir erinnern uns an unsere vermeintlichen Handlungen, die im Nachhinein so nicht stattgefunden haben.

Daher sollten wir z. B. Geräte (Beatmungsgeräte, Infusionspumpen etc.) im Zweifel anfassen, um den eingestellten Funktionszustand zu überprüfen. Denn: »Blicke sind zu schnell für eine sichere Kontrolle«.

Auch die Korrelation von Befunden kann helfen, Flüchtigkeitsfehler zu vermeiden. Überprüfen Sie sich selbst und andere, lassen Sie sich im Gegenzug auch gerne von anderen kontrollieren. Das hat nichts mit Misstrauen zu tun, sondern mit professioneller Erhöhung der Patient:innensicherheit. Es gibt in der Medizin leider immer noch zu viele Gelegenheiten, in denen ohne Netz und doppelten Boden gearbeitet wird.

Fallbeispiele

Negativ: Messerstichverletzung, Schnittwunde, Stichwunde

Ein RTW-Team liefert einen Patienten mit Verdacht auf Schizophrenie in die ZNA einer Klinik der Maximalversorgung ein. Nach Aussage des RTW-Teams hat sich der Patient mit einem Messer supraclaviculär rechts eine Schnittwunde zugezogen. Allerdings wird am Einsatzort kein Messer gefunden. Der Patient wartet in der ZNA auf die Triagierung. Aufgrund der Übergabe vom RTW-Team nimmt die triagierende Pflegekraft an, der Patient hätte lediglich eine leichte Schnittwunde am Hals. Der Patient wartet 15 Minuten auf die Triagierung, während dieser Wartezeit geht ein Notfallpfleger an dem Patienten vorbei und bemerkt einen schlechten Patientenzustand. Der Notfallpfleger ruft eine Ärztin dazu und schaut nun genauer auf die Wunde. Beide diagnostizieren nach Öffnung des Verbandes eine offene Thoraxverletzung durch einen Messerstich. Der Patient wird in den Schockraum gebracht und erhält dort noch rechtzeitig eine Thoraxdrainage und Narkose.

Wie kann der CRM-Leitsatz im vorherigen Fallbeispiel helfen?

Double Checks können helfen, Annahmen zu reduzieren. Neben der Übergabe des RTW-Personals kann eine Triagierung zur Verdeutlichung und Sicherung der gestellten Arbeitsdiagnose helfen, um Fehlerketten zu durchbrechen. In diesem speziellen Fall sind bei einem schizophrenen Patienten Zweifel an der Angabe zum Unfallmechanismus angemessen. Eine Überprüfung der Anamnese und den Abgleich mit dem Verletzungsmuster ist daher anzustreben.

Positiv: Thrombose – Kompartmentsyndrom

Ein Patient wird nach Aussage seiner Ehefrau zum Ausschluss einer tiefen Beinvenenthrombose rechts in der Notaufnahme vorgestellt. Ein vom Hausarzt mitgegebener Laborbefund zeigt den Nachweis erhöhter D-Dimer-Werte. Im Rahmen der Untersuchung des Patienten fällt eine deutliche Umfangsvermehrung des gesamten rechten Unterschenkels gegenüber dem linken Unterschenkel auf. Bei deutlicher Schmerzangabe des Patienten wird das Vorliegen eines Kompartmentsyndroms rechts vermutet und es erfolgt in der ZNA eine wiederholte Anamneseerhebung. Dabei wird festgestellt, dass der Patient vom Hausarzt momentan bei bereits diagnostizierter Beinvenenthrombose rechts sowohl mit Marcumar als auch mit Heparin (NMH) therapiert wird. Es war unter dieser Therapie zur Einblutung in die Muskulatur des rechten Unterschenkels mit Ausbildung eines Kompartmentsyndroms gekommen. Nach der Diagnosestellung wird der Patient einer operativen Therapie zugeführt.

Fazit

Durch Zweifel an der Diagnose tiefe Beinvenenthrombose, konnte die richtige Diagnose Kompartmentsyndrom rechtzeitig gestellt werden.

> **Merke:**
>
> Rechnen Sie immer mit Ihren eigenen Fehlern und den Fehlern anderer. Sich zu irren ist menschlich. Das sorgfältige Prüfen kann helfen, Fehler frühzeitig zu entdecken, sodass sie noch keinen Schaden anrichten. Achten Sie auf den Monitor, lesen Sie ihn langsam ab und interpretieren Sie die Daten. Ein schneller Blick zum Monitor erfasst oft nur eine Zahl. Haben Sie Zweifel, verifizieren Sie sorgfältig.

»Nie etwas annehmen!« – denn Annahmen sind ein großer Feind der Patient:innensicherheit

Sehr oft »nehmen wir etwas an« (z. B. der Blutzucker wurde schon gemessen, eine Ganzkörperuntersuchung würde auch nichts bringen, jemand hat doch schon im Herzkatheter Bescheid gegeben etc.) und dann stimmt es nicht oder es ist anders! Verifizieren Sie Ihre Annahmen (»Es stimmt doch, dass …?«), so lästig es auch erscheinen mag. Es ist tragisch, wenn Fehler passieren, die auf falschen Annahmen beruhen! Besprechen Sie das im Team, denn oft führt die Bestätigung einer Annahme, wenn sie stimmt, zu einer negativen Reaktion des Teammitglieds (»Klar hab ich das!« oder »Denkst Du ich bin doof?!« oder »Das weiß ich auch!«). Das verhindert in der Zukunft die Bestätigung und öffnet so die Möglichkeit für schwere, vermeidbare Fehler!

Leitsatz 11: Verwende Merkhilfen und schlage nach

Gedächtnisstützen aller Art sind eine in der Medizin noch zu wenig genutzte Ressource. Checklisten führen ein unberechtigtes Schattendasein. Denn wenn es darum geht, dass bestimmte Handlungen in festgelegten

Reihenfolgen durchgeführt werden müssen und dabei keine Auslassungsfehler passieren dürfen, stößt der Mensch an seine Grenzen, denn das kann er nicht gut. Auch Erfahrene werden immer mal wieder einzelne Elemente vergessen. Checklisten, wie sie in vielen anderen Industriezweigen regelmäßig eingesetzt werden, könnten auch in der Medizin weiterhelfen, wichtige Dinge nicht zu vergessen.

Aber auch das Nachschlagen von Zusammenhängen, Diagnosen, Dosierungen und Techniken, erhöht die Sicherheit. Man muss nicht alles im Kopf haben. Es kommt vor, dass Informationen falsch abgespeichert oder falsch abgerufen werden.

Interessant ist, wie mit einfachen Methoden Patient:innen vor Schäden bewahrt werden können. Um die Patient:innensicherheit zu erhöhen, wurden exemplarisch in der Geburtsstation des Kopenhagener Universitätsklinikums Checklisten eingeführt und Whiteboards neben den Betten installiert, worauf Vitaldaten (wie Temperatur, Blutdruck, Atemfrequenz etc.) notiert und vermerkt wurden. So konnte die Anzahl der asphyktischen (pulslosen) Neugeborenen um 41 % reduziert werden (Hollesen u. a. 2018).

Fallbeispiele

Negativ: Überdosis Midazolam für ein Kind

Ein Kind erhält in der Notaufnahme Midazolamsaft zur Naht einer Platzwunde im Bereich der Stirn. Nach Rücksprache mit der Anästhesie soll das Kind 10 mg Midazolamsaft erhalten – das Pflegepersonal gibt dem Kind 10 ml Midazolamsaft, dies sind aber insgesamt 20 mg Midazolam. Das Kind ist dadurch einem höheren Risiko ausgesetzt und muss nach Naht der Wunde im Aufwachraum überwacht werden.

Wie kann der CRM-Leitsatz im vorherigen Fallbeispiel helfen?

Durch Verwendung einer Merkhilfe für die Dosierung bei Kindern mit Gewichtsklassen könnte eine solche Situation wie oben beschrieben vermieden werden. CRM-Teamtrainings für Sedierungen wären auch sinnvoll.

> **Positiv: Behandlungspfade als Merkhilfen im IT-System**
>
> In den Behandlungspfaden des IT-Systems der Notaufnahme sind den Symptomen des MTS entsprechende Behandlungspfade zugeordnet. In diesen Behandlungspfaden sind Leitlinien der Klinik und passende Telefonnummern der entsprechenden Spezialabteilungen hinterlegt. So ist gesichert, dass jede:r jederzeit eine Hilfe im Behandlungspfad finden kann.

> **Merke:**
>
> Fühlen Sie sich nicht schlecht, wenn Sie etwas nachschlagen. Selbst, wenn Sie es vorher schon hätten wissen können, müssen oder sollen. Zuverlässigkeit hat mit Überprüfen zu tun. Schreiben Sie sich wichtige Dinge auf, prüfen Sie sich selbst. Errechnen Sie Spritzenpumpendosierungen u. Ä. nicht »mal so« im Kopf. Schnell steht ein Komma falsch! »Coole« Kolleg:innen, die immer alles spontan wissen, täuschen sich manchmal ganz überzeugt und müssen dann wirklich cool bleiben. Seien Sie nicht cool, sondern gut und sicher.

Weitere Anmerkung:
Merkhilfen und Checklisten können Profis helfen noch öfter und zuverlässiger das zu tun, was sie eigentlich können. Merkhilfen können die mentale Belastung senken, indem sich nicht (nachts) erinnert werden muss – man kann einfach nachschauen und weiß, dass es dann stimmt. Leider wird es in Organisationen mit mangelnder Sicherheitskultur oft nicht positiv bewertet, »wenn man nachschauen muss«.

Warum braucht man Checklisten?

Die grundlegenden Human Faktors bewirken, dass der Mensch für gewisse Fehler relativ anfällig ist (Rall und Gaba 2009; Reason 2000). Hierzu gehört die Einhaltung von komplexen Verfahren und Abläufen, insbesondere unter schwierigen Umgebungsbedingungen. Zweifellos können gut eingeführte, an die Bedürfnisse einer Abteilung angepasste Checklisten hervorragende Effekte auf die Sicherheit der Prozesse und damit die Patient:innensicherheit haben (Arriaga u. a. 2013; Haynes u. a. 2009). Es ist entscheidend wichtig, dass eine Checkliste nur als Werkzeug verstanden wird, welches erst in der Hand von geübten Anwender:innen und nach einer guten Einführung in die Abteilung ihre Effektivität erreichen kann (Ziewacz u. a. 2011).

> **Missverständnisse bei der Nutzung von Checklisten**
>
> Falsche Aussagen sind:
>
> - »Checklisten führen zu einer Art Kochbuch-Medizin.«
> - »Mit Checklisten können auch Unbewanderte gute Medizin machen.«
> - »Checklisten ersetzen die klinische Erfahrung und den Verstand.«
> - »Checklisten engen die individuellen Entscheidungen von Erfahrenen zu stark ein«

Eine gute und an die Anwendung angepasste Checkliste führt in keiner Weise zu einer Kochbuchmedizin, sondern stellt lediglich sicher, dass wichtige kritische Punkte in jedem Fall beachtet und evaluiert werden. Eine intelligente Checkliste erfordert nicht das strikte Einhalten aller in der Checkliste beschriebenen Elemente. Im Gegenteil: Die Checkliste sollte vor allem erfahrene klinische Teams dazu ermuntern, jederzeit bewusst und begründet von dem Vorgehen in der Checkliste abzuweichen. Wichtig ist dabei das bewusste und begründete Abweichen. Die Checkliste ist eine Hilfe für ein kompetentes Team. Sie dient der Entlastung und Sicherheit im Team.

Leitsatz 12: Re-evaluiere die Situation immer wieder (Nutze das 10-für-10-Prinzip)

Besonders die Akutmedizin ist sehr dynamisch. Was jetzt gerade richtig ist, ist in der nächsten Minute falsch oder nicht mehr das Wichtigste. Jede Information kann die Situation gänzlich verändern. Andere Parameter ändern sich vielleicht nur so langsam, dass ihre Änderung gar nicht klar wird (langsame Trends werden oft nicht bemerkt). Scheuen Sie sich also nicht, einer dynamischen Situation mit dynamischen Entscheidungen zu folgen. Hängen Sie nicht an einmal getroffenen Entscheidungen (das normalerweise positive »Ich bleibe meiner Meinung treu« kann in dynamischen Situationen für die Patient:innen fatal sein). Überlegen Sie regelmäßig, ob alles noch gültig ist und ob Sie am wichtigsten dran sind.

Fallbeispiele

Negativ: Glasscherbenverletzung am Hals tiefer als gedacht

Ein 14-jähriges Kind erleidet auf einem Volksfest nach einem akzidentiellen Sturz eine Glasscherbenverletzung am Hals. Der alarmierte RTW versorgt die leicht blutende ventralseitige Schnittwunde am Hals und liefert das kreislaufstabile Kind in der nächstgelegenen ZNA ein. Nach Übergabe des Kindes in der ZNA wird eine Verletzung der Trachea diagnostiziert, sodass die Wundversorgung des Kindes nicht in der Ambulanz, sondern direkt im OP erfolgt.

Wie kann der CRM-Leitsatz im vorherigen Fallbeispiel helfen?

Die Re-Evaluation und der Ausschluss des »schlechtmöglichsten Falls« (rule out worst case) hilft immer wieder vorausschauender und vorsichtiger zu handeln. Gerade Schnitt- und Stichverletzungen, aber beispielsweise auch Zustände nach Explosionen oder Stürzen werden häufig initial unterschätzt.

Positiv: Kind muss doch nicht als Notfall 40 km transportiert werden

Ein Kind wird mit einem Exanthem im Bereich der Beine in der Notaufnahme vorgestellt. Eine junge Assistenzärztin stellt die Verdachtsdiagnose Masern und empfiehlt die Vorstellung des Kindes in der 40 km entfernten Kinderklinik. Vor Verlegung des Kindes wird die Situation von einem erfahrenen Assistenzarzt nochmals evaluiert. Bei dieser Evaluation kann in Erfahrung gebracht werden, dass bei dem Kind eine Purpura Schönlein-Henoch bekannt ist. Das Exanthem wird nun der Purpura zugeordnet, sodass eine Vorstellung des Kindes in der Kinderklinik nach Rücksprache mit den diensthabenden Ärzt:innen der Kinderklinik nicht notfallmäßig erfolgen muss. Der Vater vereinbart daraufhin einen regulären Sprechstundentermin.

Merke:

Seien Sie sich der dynamischen Charakteristik von akuten Krankheitsbildern bewusst. Ändern Sie Ihre Meinung oder Diagnose gern und jederzeit. Fragen Sie sich immer wieder von neuem: Was ist das Hauptproblem der Patient:innen und was gefährdet sie am meisten? Bleiben Sie an diesem Problem dran. Wiederholen Sie diesen Check häufiger.

Weitere Anmerkung:
Die Re-Evaluation der Krankengeschichte war erfolgt, die Diagnose konnte so richtiggestellt werden. In solchen Situationen kann auch die Anwendung von FOR-DEC (▶ Abb. 2.11) helfen, nicht zu schnell zu sein.

Leitsatz 13: Achte auf gute Teamarbeit

Nicht immer ist Teamwork gut, aber auf jeden Fall ist es harte Arbeit für alle beteiligten Personen. Die Koordination eines Teams beginnt bereits, bevor das Team zu arbeiten beginnt. Wenn alle Teammitglieder ihre Aufgaben kennen und wissen, welche Rolle sie im akuten Fall übernehmen sollen, ist die Koordination leichter. Kurze Besprechungen (Briefings) zur Koordination von Gruppen zu Beginn eines Falles, sind in der Luftfahrt etabliert und finden auch zunehmend ihren Weg in die Medizin. Die dafür benötigte Zeit ist eine lohnende Investition, die sich im Laufe der Versorgung durch effektivere Arbeit meist auszahlt (Rall u. a. 2008). Während Zwischenfällen herrscht oftmals sehr große Anspannung im Team. Daher sind Nachbesprechungen (Debriefing) von kritischen Fällen ideal geeignet, um zu sehen was gut lief und was beim nächsten Mal anders gemacht werden soll. Teamführung und Teamplayer sind gleichermaßen wichtig. Oft denken die Teammitglieder, sie müssten nur warten und tun, was die Teamleitung sagt. Aber auch Teammitglied sein ist ein proaktiver Job. Die formale Zuordnung einer Verantwortlichkeit befreit die restlichen Teammitglieder nicht vom Mitdenken und dem Achtsam sein!

Es empfiehlt sich zu tun, was wichtig ist, flexibel zu sein und dort zu helfen, wo Sie am meisten gebraucht werden. Wenn andere Fehler machen, gleichen Sie sie aus. Vermeiden Sie Schaden – es geht um die Patient:innen. Es zählt der Erfolg des Teams und nicht, wer was besser erledigen konnte. Man spricht von »Teamness«. Probleme sollten nach dem Fall im Debriefing besprochen werden.

Fallbeispiele

Negativ: Triagierung mit Hindernissen, Ärger und Frustration im Team

Im Team der ZNA sind Teammitglieder, die sich nicht mit den theoretischen Hintergründen der Triagierung auseinandersetzen möchten. Es wird aus diesem Team heraus ein hoher Druck auf die triagierenden

Personen aufgebaut, sodass bereits im Rahmen der Triagierung immer ein Venenzugang gelegt und Blut im Labor abgenommen werden muss. Da manche Mitarbeitenden versuchen, diese in der vorgesehenen Triagierungszeit kaum durchzuführenden Maßnahmen realistisch (und sicher!) umzusetzen, kommt es wiederholt zu verlängerten Triagierungszeiten (festgelegt waren fünf Minuten). Diese Verzögerungen werden von der Leitungsebene (ohne Kenntnis der falschen Einforderung Zugang / Blutentnahme) angemahnt, was wiederum Stress und Widerstand bei den betroffenen Mitarbeitenden auslöst. Die Stimmung und Arbeitsmotivation im gesamten Team sinken.

Wie kann der CRM-Leitsatz im vorherigen Fallbeispiel helfen?

Ein offenes, sanktionsfreies Gespräch im Team könnte die Situation und die Missverständnisse im Bereich der Triagierung in einem Debriefing aufdecken. Eine Neuordnung der Aufgaben und Vorgehensweisen im Team könnte wieder eine gute und konstruktive Arbeitssituation herstellen.

Positiv: Erfolgreiche Reanimation durch gute Teamarbeit in der gesamten Rettungskette

Eine 50-jährige Frau ist reanimationspflichtig aufgefunden worden. Durch das NAW – Team vor Ort wurde die Patientin erfolgreich reanimiert, intubiert und bereits gekühlt. Die Anmeldung in der Notaufnahme erfolgt. Bei Ankunft der reanimierten Patientin in der Notaufnahme ist alles in der Notaufnahme vorbereitet: das Herzkatheterlabor ist bereit und das Kühlsystem wird lückenlos weitergeführt. Insgesamt ist eine sehr gute Teamarbeit innerhalb des Notaufnahmeteams in Kombination mit dem Rettungsdienst – Teams und dem Personal des Herzkatheterlabors nachweisbar. Dadurch kann die reanimierte Patientin lückenlos weiterversorgt werden.

> **Merke:**
>
> Ein gutes Team zu sein, bedeutet durchgehend Arbeit. Die Teammitglieder sollten sich gegenseitig in ihren Stärken und Schwächen respektieren. Arbeiten Sie Hand in Hand zusammen und nicht erst auf Anforderung. Wenn jedes Mitglied die anderen unterstützt und Schwächen ausgleicht, auf Fehlern nicht rumgehackt wird und das Team dadurch besser wird, kann Teamwork wunderbar sein. Und für die Patient:innen bedeutet es maximale Sicherheit, weil jede:r auf jede:n aufpasst.

Weitere Anmerkung:
Gute Vorankündigung (Antizipation), gute Kommunikation (Informationsweitergabe an alle beteiligten Stellen), gute konstruktive Zusammenarbeit des Teams für zu einem guten Erlebnis und einer befriedigenden Patient:innenversorgung, was solches Verhalten wieder fördert.

Leitsatz 14: Lenke deine Aufmerksamkeit bewusst (Situation Awareness)

Da die Aufmerksamkeit beschränkt ist und Menschen schlecht dabei sind zwei anspruchsvolle Dinge gleichzeitig gut ausführen zu können (Multitasking-Falle), müssen Sie Ihre Aufmerksamkeit bewusst und wohlüberlegt lenken. Zwei Prinzipien sind dabei hilfreich. Zunächst ist es gut, sich feste Wechsel anzueignen, in denen Sie ihre Aufmerksamkeit auf bestimmte Aspekte eines Falles lenken. So können Sie verhindern, dass Sie wichtige Schritte bei einer Handlung vergessen. Das zweite Prinzip betont einen bewussten Wechsel zwischen der Fokussierung auf Details und dem Gewinnen eines Überblicks über den Fall. Wenn Sie sich auf ein bestimmtes Detail haben fokussieren müssen, verschaffen Sie sich danach wieder einen Überblick über die Gesamtsituation.

Leitsatz 14: Lenke deine Aufmerksamkeit bewusst (Situation Awareness)

Fallbeispiele

Negativ: Ablenkung der Mitarbeitenden von wichtigen Aufgaben

(1) Bei hohem Patient:innenaufkommen in der ZNA kümmert sich das Team auch um das Wartezimmer. Das führt zu dauernden Unterbrechungen und mangelnder Aufmerksamkeit für die Probleme der Patient:innen in Behandlung.

(2) Im Wartezimmer der ZNA kommt es zu Diskussionen zwischen Angehörigen von Unfallgegner:innen, während die beim Verkehrsunfall verletzten Personen (Beifahrer:innen) versorgt werden müssen. Das Behandlungsteam muss schlichten und steht deshalb nicht 100 % für die Patient:innenversorgung zur Verfügung.

(3) Bei der Untersuchung eines dementen Angehörigen im Behandlungszimmer sind die Angehörigen anwesend und sprechen den Arzt kontinuierlich an, ohne dass sie vom Arzt befragt worden sind, wodurch sie die Untersuchung / Behandlung stören und verzögern.

Wie kann der CRM-Leitsatz im vorherigen Fallbeispiel helfen?

(1) Wenn viel los ist, sollten z. B. Medizinische Fachangestellte (MFA) das Wartezimmer managen, damit sich das Behandlungsteam auf die Patient:innen konzentrieren kann.

(2) Das Behandlungsteam muss seine Aufmerksamkeit auf die verletzten Personen richten und andere Ressourcen nutzen, um die streitenden Parteien im Wartezimmer zu betreuen. Droht Gefahr, kann ggf. auch die Polizei herangezogen werden.

(3) Auch hier muss das Team die Aufmerksamkeit den Patient:innen und der Untersuchungssituation widmen können. Entweder die Angehörigen entsprechend instruieren oder anderweitig betreuen lassen.

Positiv: Kein Fixierungsfehler: Schwangerschaft statt Appendizitis

Eine 16-jährige Patientin sitzt mit Unterbauchschmerzen rechts im Behandlungszimmer der ZNA. Der Vater der Patientin erklärt dem jungen Assistenzarzt der Inneren Abteilung, dass es sich bestimmt um eine Appendizitis handeln würde, eine Schwangerschaft käme nicht in Frage. Der Arzt lässt sich durch die Information des Vaters nicht ablenken und klärt die rechtsseitigen Unterbauchschmerzen der jungen Frau fachgerecht ab. So wird im Verlauf eine Schwangerschaft diagnostiziert und eine Appendizitis ausgeschlossen.

Merke:

Sie können sich nicht auf zwei Dinge gleichzeitig konzentrieren. Konzentrieren Sie sich auf das Wichtigste. Bitten Sie andere, den Überblick zu behalten, wenn Sie sich auf Details konzentrieren müssen. Arbeiten Sie, wenn gar nicht anders möglich, abwechselnd an Problemen, nicht gleichzeitig. Lenken Sie Ihre Aufmerksamkeit bewusst, um zu entscheiden, was Sie tun und was Sie lassen sollten (Situation Awareness).

Der Assistenzarzt richtet seine Aufmerksamkeit auf die Patientin und alle Differenzialdiagnosen und lässt sich nicht von Angehörigen diagnostisch einschränken. Es gilt auch hier »Rule out worst case« – das bedeutet, immer den schlimmsten anzunehmenden Fall auszuschließen.

Exkurs: Die »Stop-Injekt: Check«-Methode (SIC)

Die Maßnahme »Stop-Injekt: Check!« (SIC) wurde auf der Grundlage langjähriger Forschung und Training in Hochrisikobereichen der Medizin entwickelt. Leitend war die Erkenntnis aus hunderten von Simulations-Teamtrainings, dass die handelnde Person nach einem Medikationsfehler meist sofort versteht, was falsch war und wie es hätte richtig ablaufen müssen. Es gibt also eine automatische Reflexionsschleife, welche der durchgeführten Injektion folgt. Diese Erkenntnis wird meist tragischer-

Leitsatz 14: Lenke deine Aufmerksamkeit bewusst (Situation Awareness)

weise einige Sekunden zu spät gewonnen. Und zwar, wenn das Medikament bereits den Körper des oder der Patient:in erreicht hat! Da das Wissen um das Risiko und die Vermeidung dieser Fehler bei den Mitarbeitenden in der Regel bekannt sind, drängte sich die Maßnahme »Stop-Injekt: Check!« regelrecht auf. Wenn es gelingt, die automatisch ablaufende Reflektionsschleife der Mitarbeitenden VOR die (nicht mehr zu korrigierende) Injektion zu ziehen, sind viele Medikationsfehler vermeidbar. Die SIC-Methode ist mittlerweile im Rettungsdienst, in Ambulanzen und Kliniken sehr verbreitet (▶ Abb. 2.12).

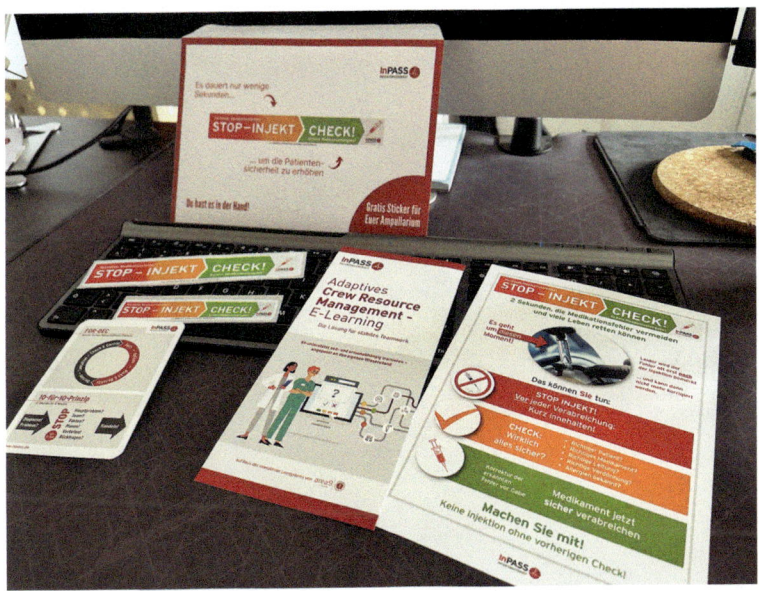

Abb. 2.12: Der »Stop-Injekt: Check!«-Aufkleber. Er kann überall dort angebracht werden, wo Medikamente zubereitet oder verabreicht werden. Der Aufkleber erinnert so das Team immer wieder an die Wichtigkeit der Maßnahme für sich und die Patienten. Er ist in verschiedenen Größen erhältlich (© M. Rall, InPASS)

Ziel von SIC ist, dass alle Beteiligten unmittelbar vor der i.v. Applikation am Patient:innenbett nochmals innehalten, einen kurzen Stopp einlegen (»Stop-Injekt!«) und folglich nie mehr sofort Medikamente verabreichen.

Anschließend folgt ein Check: »Was würde mir jetzt einfallen, wenn ich es schon injiziert hätte?«, z. B. anhand der 6-R-Regel (richtige:r Patient:in, richtiges Medikament, richtige Dosierung, richtige Applikation, richtiger Zeitpunkt, richtige Dokumentation) sowie eine Überprüfung der Fragen ob Allergien, Kontraindikationen, Gefahren und / oder Nebenwirkungen bestehen. Anschließend erfolgt eine Korrektur aller erkannten Abweichungen / Fehler und erst dann die sichere Verabreichung des Medikamentes oder je nach Fall die Erkenntnis: keine Gabe des Medikamentes (▶ Abb. 2.13).

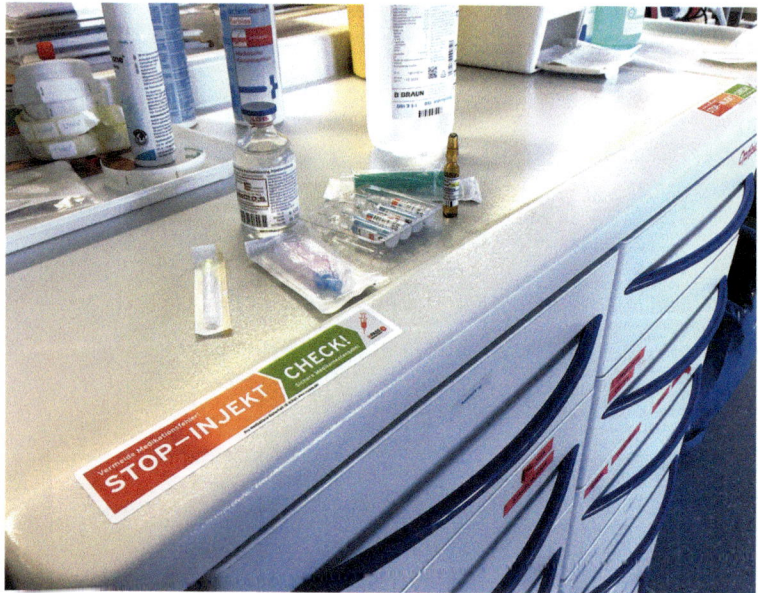

Abb. 2.13: Aufkleber »Stop-Injekt: Check!« als Erinnerungsstütze am Medikationswagen in der ZNA (© M. Rall, InPASS)

Obwohl täglich 100-fach durchgeführt, birgt die Verabreichung von i. v.-Injektionen ein enormes Risiko für Patient:innen und Personal! Das besonders ungünstige daran: i. v.-Injektionen sind besonders »fehlerunfreundlich«: Ist das Medikament im Körper des oder der Patient:in angekommen, kann der Fehler nicht mehr korrigiert werden. Es breitet sich aus und wirkt.

Aber nicht nur Patient:innen leiden – gerade bei Medikationsfehlern erkennt die handelnde Person oft direkt nach dem Fehler die verheerende Auswirkung und fühlt sich entsprechend schuldig (Second Victim). Daher ist Medikationssicherheit nicht nur Patient:innensicherheit, sondern insbesondere auch Sicherheit für alle Mitarbeitenden (Valentin u. a. 2009, Treiber und Jones 2018)!

Falscher subjektiver Zeitdruck (»Giftpflanze Zeitdruck«) im Bereich von Sekunden

Wie oben bei »10-für-10« beschrieben, scheint es, dass wir oft in der Routine zu schnell sind und dabei wichtige Sicherheitschecks vergessen, oder erst nach der Maßnahme durchführen. Offensichtlich leiden Mitarbeitende in Notfallsituationen unter einem zu hohen subjektiven Zeitdruck. Allerdings gibt es in der Notfallmedizin keinen realen Zeitdruck im Bereich von *Sekunden*. Es gibt immer ein paar Sekunden (mehr) als gedacht wird (▶ Abb. 2.14)!

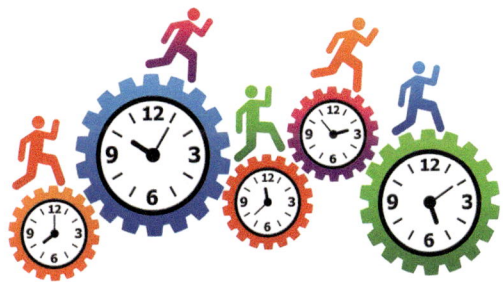

Abb. 2.14: Wir leben in einer Zeit mit ständigem Zeitdruck. Gerade in der Notfallmedizin entsteht oft Zeitdruck im Bereich von Sekunden. Dieser ist aber meist falsch. Wir haben immer ein paar Sekunden (mehr), um z. B. die Dinge zu tun, die unten im Textkasten aufgezählt sind. Das erhöht die Sicherheit und die Zufriedenheit enorm! (Quelle: Adobe Stock, Bild-ID: 249093610)

Ein metaphorischer Vergleich kann hier mit Dominosteinen gezogen werden. Analog zur Abbildung bringt der erste Dominostein die Fehlerkette ins Rollen (▶ Abb. 2.15). Falscher subjektiver Zeitdruck lässt viele Fehler und Probleme nach sich ziehen. Dabei herrscht in der ZNA fast nie Zeitdruck im Sekundenbereich. Patient:innen ersticken nicht in Sekunden, sondern in Minuten. Dennoch können wir in Sekunden schwere Fehler machen.

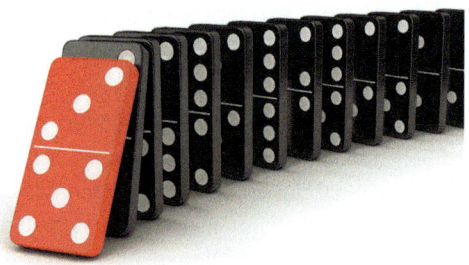

Abb. 2.15: »Falsch-hoher subjektiver Zeitdruck im Bereich von Sekunden« ist wie der erste Dominostein oft Ursache für verschiedene nachfolgende Fehler und deren Folgen. Mit »ein paar Sekunden mehr« dürfte es öfter gelingen, den ersten Dominostein am Fallen zu hindern und damit die Fehlerkette erst gar nicht beginnen zu lassen! Probieren Sie es aus! (Quelle: Adobe Stock, Bild-ID: 88740590)

Die Erkenntnis über einen grundsätzlichen negativen Fehlermechanismus (Root Cause) könnte zu einem wichtigen neuen Schritt zur Erhöhung der Patient:innensicherheit führen. Das »10-für 10-Prinzip« (▶ Abb. 2.5) greift diese Erkenntnis ebenso erfolgreich auf, wie die jüngere »Stop-Injekt: Check«-Kampagne.

Der falsche subjektive Zeitdruck wirkt ähnlich wie ein Gift, das sich sehr schnell verbreitet und zu verschiedenen Fehlern und Problemen in puncto Sicherheit führt (▶ Abb. 2.16). Daher haben wir den Ausdruck »Giftpflanze Zeitdruck« gewählt. Ihre Wurzeln sind tief, sie treibt verschiedene

Blüten und führt zu ganz unterschiedlichen Auswüchsen von problematischem Verhalten.

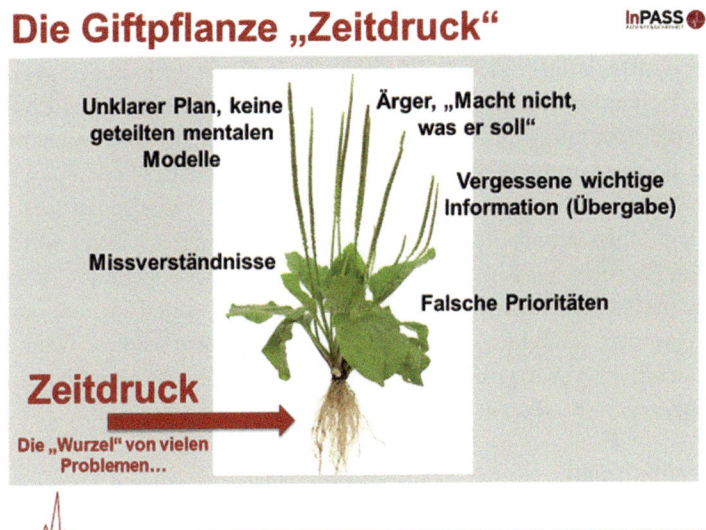

Abb. 2.16: Die »Giftpflanze Zeitdruck«: Das »Gift« dieser Pflanze ist der »falschhohe subjektive Zeitdruck im Bereich von Sekunden«. Dieser wirkt sich auf viele Aspekte menschlicher Leistungsfähigkeit extrem toxisch aus (Quelle: Panther Media GmbH / Alamy Stock Photo, Bild-ID: XBX8T4)

> »Wir haben immer ein paar Sekunden (mehr) ...«
>
> - ... für ein kurzes Besinnen
> - ... für klare & komplette Anweisungen
> - ... für ein »10-für-10« im Team
> - ... für ein »Stop-Injekt: Check«
> - ... für das Anfordern von Hilfe
> - ... für ein »Speak-up«!
> - ... für ... »Was immer wichtig ist«

Leitsatz 15: Setze Prioritäten dynamisch

Dynamische Situationen erfordern dynamisches Vorgehen. Kleben Sie nicht an Entscheidungen, die Sie getroffen haben (Fixierungsfehler). Diese waren oftmals auf unsichere oder unvollständige Informationen gegründet. Treffen Sie absichtlich nur vorläufige Entscheidungen. Eine Lösung für ein bestimmtes (Teil-)Problem zu haben, heißt nicht, dass es nicht noch eine bessere Lösung geben könnte. Es heißt auch nicht, überhaupt schon alle Probleme zu kennen. So haben zum Beispiel die Vitalfunktionen der Patient:innen immer Vorrang. Diese sollten nie vernachlässigt werden, schon gar nicht auf Kosten weiterer Diagnostik oder »operativer Akrobatik«. Im Zweifel müssen die Vitalfunktionen auch ohne Diagnose stabilisiert werden. Auch hier sollte dynamisch vorgegangen werden: Wenn der Kreislauf im Vordergrund stand und der betroffene Patient in diesem Beispiel ateminsuffizient wird, hat nun der Atemweg Priorität.

Fallbeispiele

Negativ: Infektiöser Patient im Wartezimmer

In der ZNA einer Universitätsklinik herrscht großer Andrang. Im (vollen) Wartezimmer befindet sich ein 35-jähriger Patient mit Verdacht auf allergische Reaktion. In dem Triagesystem der Universitätsklinik ist eine allergische Reaktion als nicht dringlich zu behandeln eingestuft. Laut der triagierenden Pflegekraft handelt es sich bei dem Leiden des Patienten um ein seit einem Tag bestehendes Hautexanthem. Vom ZNA-Arzt wird der Patient angesehen und es wird das Krankheitsbild »Windpocken« diagnostiziert. Nachfolgend wird der Patient dringlich behandelt und aus der ZNA, in der sich zu diesem Zeitpunkt immunsupprimierte Patient:innen befinden, nach Hause entlassen. So sollen andere Patient:innen nicht durch die Infektionsübertragung gefährdet werden. Insbesondere, weil in der ZNA auch Patientinnen der gynäkologischen Abteilung warten, die evtl. schwanger sein könnten.

Wie kann der CRM-Leitsatz im vorherigen Fallbeispiel helfen?

Die Re-Evaluation durch den ZNA-Arzt erlaubte die Setzung neuer Prioritäten und die Änderung der Vorgehensweise. Es wurde weiter festgelegt, dass die im Wartezimmer befindliche Patient:innen hinsichtlich kontagiöser Infektionskrankheiten ständig überwacht werden.

Positiv: Patient mit Verbrennungen in der Badewanne sitzend aufgefunden worden

Ein Patient mit Larynxkarzinom wird von einem durch die ambulante Pflegekraft alarmierten RTW-Team nicht ansprechbar in der Badewanne sitzend aufgefunden. Im Bereich beider Beine, im Bereich des Abdomens und des Thorax imponieren zweit- bis drittgradige Verbrennungen. Der Patient wird von der Notfallsanitäterin über das vorhandene Tracheostoma intubiert. Der hinzugerufene Notarzt geht nach Rücksprache mit der Tochter des Patienten vom Vorliegen eines Suizidversuches aus. In der Notaufnahme wird nach nochmaligem Überdenken des Unfallherganges und nochmals genauer Anamneseerhebung nun das Vorliegen eines Apoplexes diskutiert. Es wird dynamisch veranlasst, den Patienten nicht sofort auf die Intensivstation zu verlegen, sondern zunächst ein CCT zum Ausschluss eines Apoplex durchzuführen. Im CCT wird eine intrazerebrale Blutung diagnostiziert.

Warum hat CRM hier genutzt?

Das Beispiel zeigt die effektive Verhinderung eines Fixierungsfehlers, übernommen vom präklinischen Team. Es ist immer verlockend (und einfacher), ein mentales Modell zu übernehmen, als dieses zu hinterfragen und neu zu bilden. Dies geschah hier durch eine Re-Evaluation, evtl. durch die Nutzung eines Stopps im Sinne eines »10-für-10« im Team. So konnte die Annahme auf Suizid falsifiziert werden.

> **Merke:**
>
> In dynamischen Arbeitsumgebungen sollten die Prioritäten ständig angepasst werden. Wenn außerdem, wie in der Medizin häufig, die vorhandenen Informationen unvollständig oder indirekt sind, kann auch das Auftauchen neuer oder besserer Informationen ein Umschwenken nötig machen. Wenn man die Prioritäten bewusst dynamisch setzt und dies dem Team so vermittelt, ist die Aufmerksamkeit aller höher.

3 Das CRM-Training

3.1 Warum lohnt sich ein CRM-Training für eine Institution?

> **Die positiven Effekte von CRM-Training auf einen Blick**
>
> - Erhöhung der Patient:innen- sowie Systemsicherheit und damit Verbesserung des Patient:innen-Outcome
> - Optimierung der Zusammenarbeit und Interaktion im Team: bessere Planung, bessere Absprachen, früheres Anfordern von Unterstützung, Einbindung aller Teammitglieder und deren Wissen, Reduktion von Missverständnissen und Verwechslungen, präzisere Kommunikation u.v.m.
> - Vermeidung von Fehlern und Komplikationen
> - Besserung der Effizienz und Effektivität im Arbeitsalltag
> - Erhöhung der Patient:innen- und Mitarbeitendenzufriedenheit
> - Kostensparung durch reduzierte Personalfluktuation
> - Reduzierung von vermeidbarem Krankenstand und dadurch Steigerung der Mitarbeitendenmotivation
> - Erhöhung der Attraktivität für Bewerber:innen (Fachkräfte).

3.2 Warum lohnt sich CRM-Training für die Mitarbeitenden?

Neben der Vermeidung eines »Second Victims«, macht die Arbeit in CRM-trainierten Teams mehr Spaß und man hat weniger Stress. Weniger Missverständnisse und besseres Teamwork führen zu mehr Freude an der Arbeit. Die Lebensqualität scheint zu steigen. Mitarbeitende wechseln seltener die Stelle und sind weniger krank (El Khamali u. a. 2018).

> **Second Victim – Es geht nicht nur um die Patient:innen**
>
> Zwischenfälle mit Patient:innenschaden belasten neben den Patient:innen und den Angehörigen auch die Mitarbeitenden im Gesundheitswesen, die dabei zu den sogenannten »Second Victims« werden. Das Gefühl verantwortlich oder beteiligt an einem Patient:innenschaden zu sein, vor allem bei einer zumindest scheinbaren Vermeidbarkeit, kann zu posttraumatischen Belastungseffekten führen (u. a. schlechtes Gewissen, Abhängigkeit, Berufsaufgabe und Depressionen). Ein immer noch zu wenig beachtetes, oft verschwiegenes und tabuisiertes Feld.
>
> Vor allem bei Medikationsfehlern (i. v.) fühlen sich die Beteiligten »schuldig«, weil natürlich durch die i. v.-Injektion ein unmittelbarer Verursacherzusammenhang besteht. Daher sind Verfahren wie »Stop-Injekt: Check!« (SIC) nicht nur für die Patient:innen, sondern auch für die Mitarbeitenden wichtig (Treiber und Jones 2018).

3.3 Wie kann CRM trainiert und geschult werden?

3.3.1 CRM-Seminare

Das CRM-Konzept vereint viele Verhaltensweisen und Erkenntnisse zur Minimierung von Fehlern, bzw. zur Abwehr von Schäden durch Fehler. Diese multimodalen Ansätze sollten durch spezielle CRM-Seminare geschult, aufgefrischt und vertieft werden. Dabei ist die frühe Einbindung von Führungskräften aller Stufen entscheidend (siehe folgenden Kasten).

CRM-Seminare können ideal ergänzt werden, durch realitätsnahe CRM-basierte Simulationsteamtrainings (s. u.). Durch solche Simulationstrainings, kann auch die Akzeptanz und der Bedarf für CRM-Seminare geweckt oder gestärkt werden. Jedenfalls ist das CRM-Konzept zu komplex, um es »nur« mit Simulationstrainings tief genug abzudecken.

> **Starten mit CRM für Führungskräfte**
>
> Für den Erfolg eines CRM-Programmes ist es entscheidend, dass die Führungskräfte vor allen Mitarbeitenden in dem Thema CRM geschult werden. Die Führungskräfte sollten wissen, was CRM ist, wie es wirkt und wie sie die Anwendung positiv verstärken können, bevor Mitarbeitende die Führungskräfte mit »neuen Aspekten« überraschen und ggf. negatives Feedback dazu bekommen. Die Seminare für die Führungskräfte können auch inhaltlich an die Anwendung von CRM speziell aus der Perspektive der Führungskraft angepasst werden. Dadurch können die Führungskräfte auch selbst direkt mit der Umsetzung von CRM-relevanten Verhaltensweisen beginnen.

Aus der Erfahrung der Autor.innen sollten bei den Dozent:innen für die CRM-Seminare Profis aus dem Berufsfeld der Teilnehmendengruppe beteiligt sein. Außerdem sollten die CRM-Themen sehr praxisnah und auf den beruflichen Alltag direkt anwendbar vermittelt werden. Allgemeine CRM-Seminare mit allgemeinen »Spielchen« scheinen einen unnötigen

Spalt zwischen Verständnis der Problematik und der Umsetzung in der Praxis zu lassen. Natürlich kann es spannend sein, zu erfahren, wie in der Luftfahrt oder in Großchemieanlagen Sicherheit erzeugt wird – die Anwendung von CRM im ZNA-Team ist aber dann doch sehr verschieden, daher sollte man näher am realen Einsatzgebiet trainieren und üben.

Die CRM-Seminare sollten sehr interaktiv und die Möglichkeit von Kleingruppenarbeiten und Übungen bieten. Nur durch die Anwendung und Übung, wird der Transfer in die klinische ZNA-Praxis schnell und effektiv gelingen.

Die Abbildung zeigt ein Beispiel für eine interaktive Gruppendiskussionen zur effektiven Kommunikation im Team (▶ Abb. 3.1).

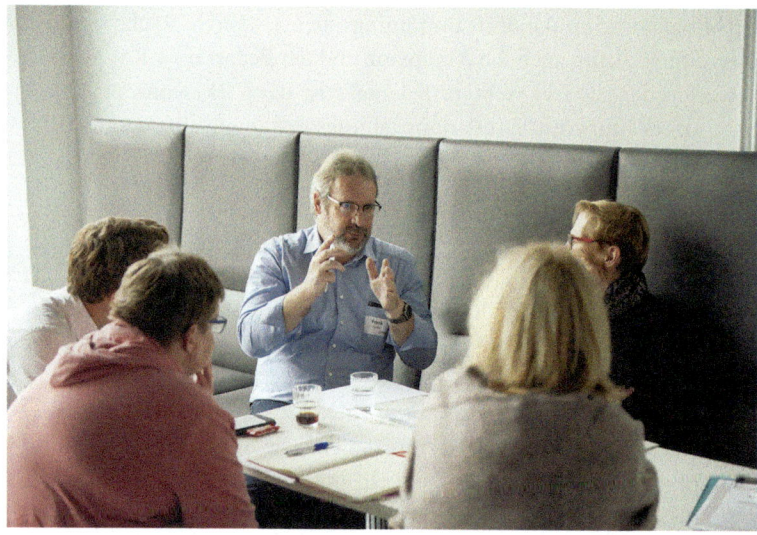

Abb. 3.1 Interaktive Diskussionen in einem CRM-Seminar. Hier werden die CRM-Leitsätze im Kontext der Teilnehmer »zum Leben erweckt« und in direkt anwendbare Handlungsweisen umgesetzt (© M. Rall, InPASS. Foto: B. Schädle, Momentum-photo.com)

3.3.2 Qualifikation der seminarbasierten CRM-Ausbildenden

Ausbildende für die oben genannten Seminare sollten ZNA-Profis sein, oder sich zumindest genau in der ZNA auskennen und wissen, was klinisch möglich und sinnvoll ist, und welche Behandlungssettings vorkommen, also in welchem Kontext CRM im Team in der ZNA angewandt werden kann. Selbstverständlich sollten die Ausbildenden über eingehende Kenntnisse der Human Factors für medizinische Teams und das CRM-Konzept im Speziellen verfügen. Hierzu gehören z. B.:

- Fehlerentstehung in der Medizin und Patient:innen- und Systemsicherheit
- Human Factors und theoretische Grundlagen zur Fehlerentstehung bei Individuen und in Teams
- Die Bedeutung der Human Factors für die Patient:innensicherheit
- CRM als Tool zur Vermeidung von Fehlern und Verbesserung der Teamarbeit
- Zahlreiche Beispiele für positive und negative Anwendung der 15 CRM-Leitsätze im Kontext der ZNA inkl. »10-für-10«, »Speak-up«, »SBAR« und effektive Kommunikation
- Didaktische Möglichkeiten der Vermittlung von CRM für klinische Teams

Für eine dauerhafte Schulung der Mitarbeitenden bieten sich Train the Trainer-Konzepte an, in denen eigene Mitarbeitende zu CRM-Instruktor:innen geschult werden, um im Anschluss regelmäßig CRM-Seminare und Refresher anbieten zu können.

> **CRM Train the Trainer für nachhaltige Effekte**
>
> Die Autor:innen haben vielfach CRM-Train the Trainer-Schulungen für klinische Teams und den Rettungsdienst durchgeführt. So wurden CRM-Ausbildende des Bayrischen Roten Kreuz (BRK) geschult, welche in den nächsten Jahren für alle 6.000 Mitarbeitenden des BRK stan-

dardisierte CRM-Schulungen durchführen sollen. Ebenso wurden beim Roten Kreuz Tirol 75 CRM-Ausbilder:innen geschult, welche in den nächsten Jahren alle 3.000 Mitarbeitenden des Roten Kreuz mit interaktiven CRM-Seminaren schulen werden. Gleichzeitig dienen die speziell geschulten CRM-Ausbilder:innen als dauerhafte Multiplikator:innen im eigenen Betrieb zur Anwendung von CRM im Alltag. So können sich die neuen Verhaltensweisen langfristig verankern und Teil der gelebten Kultur im Routinebetrieb werden.

Wie bei allen Interventionen, sollte die Nutzung des CRM-Konzeptes im Team und in den Führungskreisen regelmäßig besprochen und evaluiert werden. Ebenso sollten die eigenen CRM-Ausbildenden regelmäßig extern fortgebildet werden.

Wichtig: Niemand muss die CRM-Leitsätze auswendig lernen! Es ist nicht die Idee von CRM, dass Mitarbeitende im Alltag der ZNA denken: »Jetzt wende ich Leitsatz 7 an«. Vielmehr ist die Idee, dass sich die Verhaltensweisen von CRM und die Einstellung zum Team und den Mitarbeitenden im Verlauf so verändert, dass »CRM im Alltag gelebt wird«, dass sich die Verhaltenskultur in Richtung CRM ändert und CRM als solches gar nicht mehr explizit erkannt wird, sondern im gesamten Alltag in den Handlungen verwoben ist. Dabei sei nochmal betont, dass CRM zahlreiche individuell kognitive Aspekte enthält, welche zunächst für das einzelne Teammitglied gelten. Gutes modernes CRM besteht eben nicht nur aus den vielen Team- und Kommunikationsaspekten!

3.4 CRM-basierte Simulations-Teamtrainings

CRM-basierte Simulationstrainings haben einen enormen Effekt auf die Erhöhung der Handlungssicherheit von medizinischen Teams. Wie in Abbildung 3.2 zu sehen ist (▶ Abb. 3.2), erhöhen sie aber auch die Mitarbeitendenzufriedenheit und damit letztlich sogar die Attraktivität für die Berufe (El Khamali u. a. 2018).

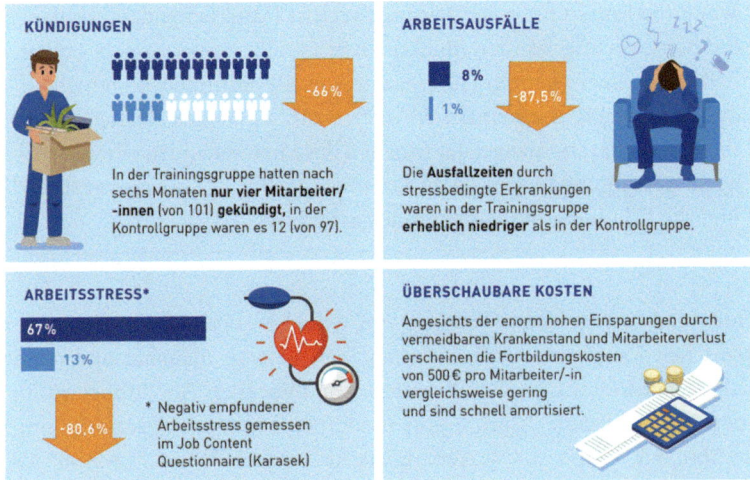

Abb. 3.2: Effekte von CRM-Trainings auf die Mitarbeitendenfluktuation und den Krankenstand. Diese Effekte machen die Finanzierung solcher Trainings alleine betriebswirtschaftlich sinnvoll. Dazu kommt die Erhöhung der Patient:innensicherheit (nach Khamali et al 2018) (Quelle: DGSiM Deutsche Gesellschaft zur Förderung der Simulation in der Medizin, www.dgsim.de, Mai 2019)

> **Reduktion von Kündigungen und Krankenstand durch Simulations-Training mit CRM führt zu einer finanziell lukrativen Situation solcher Trainingsinterventionen!**

Die Studie von El Khamali u. a. zeigte, dass Intensivpflegekräfte sechs Monaten nach einer fünftägigen Trainingsintervention unter anderem folgende Effekte zeigten (El Khamali u. a. 2018):

- Nur vier Mitarbeitende der Trainingsgruppe haben die Intensivstation verlassen, im Vergleich zu 12 in der Kontrollgruppe.

- Nur 1% Krankenstand in der Trainingsgruppe, im Vergleich zu 8% in der Kontrollgruppe.

Wenn die Kosten für einen Personalwechsel (Mitarbeitendenfluktuation) berücksichtigt werden (direkte und indirekte Kosten von ca. einem halben bis einem ganzen Jahresgehalt, sog. Opportunitätskosten), sind die o. g. Effekte auch finanziell interessant. Zusätzlich dürfte bei aktuellem Fachkräftemangel das Erhalten der Mitarbeitenden ein weiteres wichtiges Argument sein. Dazu kommen die Teamperformanz-Effekte und die Erhöhung der Patient:innensicherheit!

Nur durch regelmäßiges Training von typischen und daher erwartbaren kritischen Ereignissen und Zwischenfällen ist eine adäquate und damit sichere Behandlung zu gewährleisten. Die folgenden Abbildungen illustrieren verschiedene Aspekte von modernen Simulations-Teamtrainings (▶ Abb. 3.3, ▶ Abb. 3.4, ▶ Abb. 3.5, ▶ Abb. 3.6, ▶ Abb. 3.7, ▶ Abb. 3.8, ▶ Abb. 3.9).

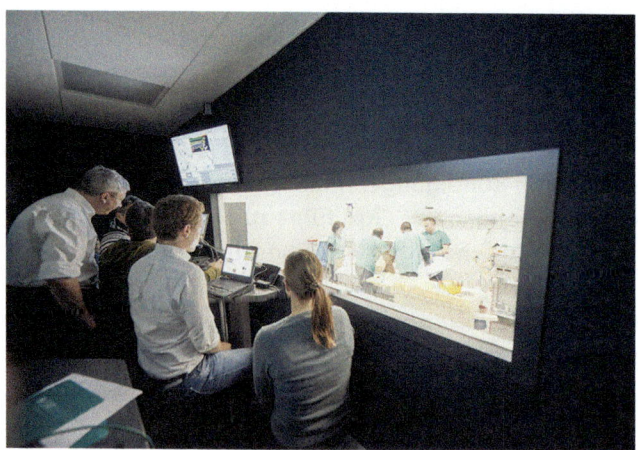

Abb. 3.3: Blick aus dem Simulations-Steuerraum auf ein Notfallszenario. Das interdisziplinäre Instruktorenteam steuert die Simulation und bereitet das Debriefing vor. (© M. Rall, InPASS. Foto: B. Schädle, Momentum-photo.com)

3.4 CRM-basierte Simulations-Teamtrainings

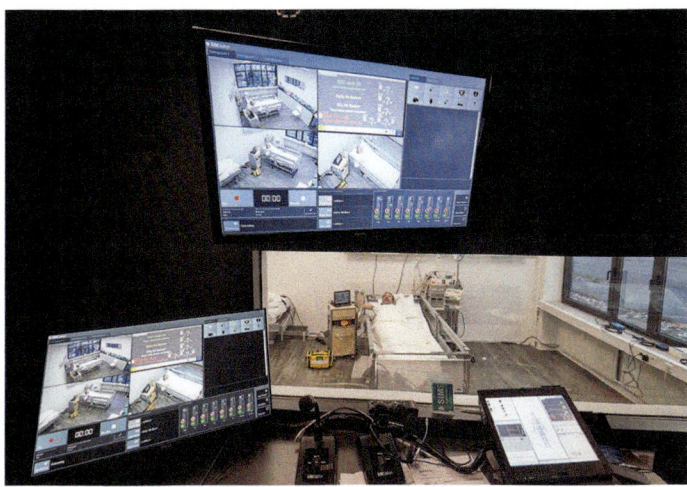

Abb. 3.4: Technik im Simulations-Steuerraum. Bildschirme für die Videoaufnahme und Setzen von Markern für das gezielte Abspielen von Szenen im Debriefing. Mikrofone zum Einsprechen und ein Laptop zur Steuerung des Simulators selbst. © M. Rall, InPASS. Foto B. Schädle, Momentum-photo.com

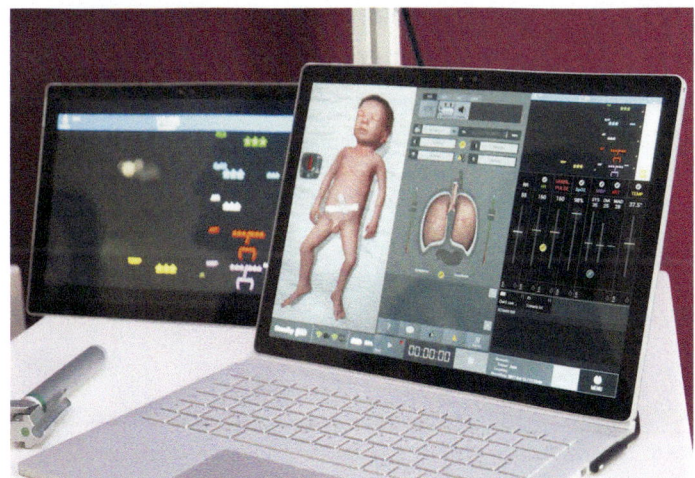

Abb. 3.5a: Moderner Frühgeborenen-Simulator (»Paul«, Fa. SimCharacters). Seit einiger Zeit sind Simulatoren für alle Altersgruppen verfügbar. (© M. Rall, InPASS. Foto: B. Schädle, Momentum-photo.com)

3 Das CRM-Training

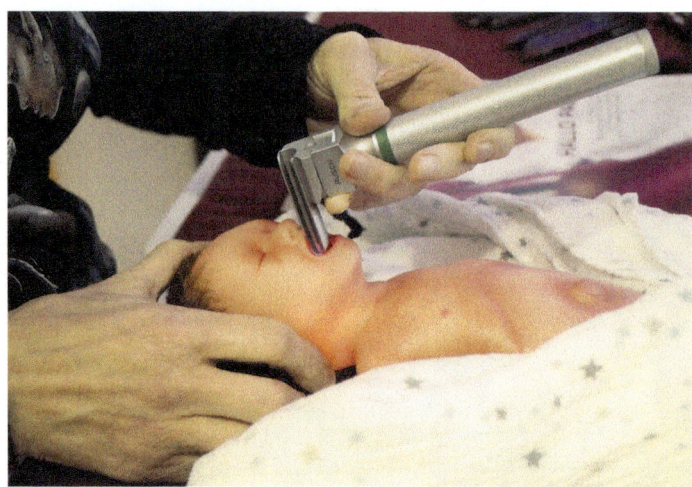

Abb. 3.5b: Moderner Frühgeborenen-Simulator (»Paul«, Fa. SimCharacters). Seit einiger Zeit sind Simulatoren für alle Altersgruppen verfügbar. (© M. Rall, InPASS. Foto: B. Schädle, Momentum-photo.com)

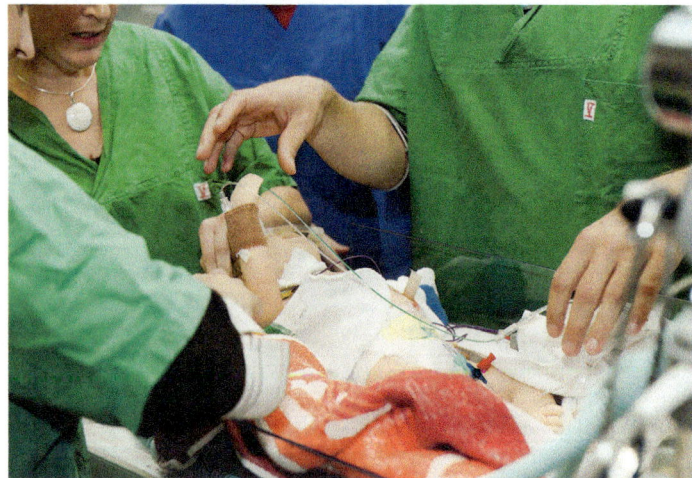

Abb. 3.6: Lebenswichtige Maßnahmen – viele Hände auf engem Raum. Das kann nur durch regelmäßiges Simulationstraining gelingen. (© M. Rall, InPASS. Foto: B. Schädle, Momentum-photo.com)

3.4 CRM-basierte Simulations-Teamtrainings

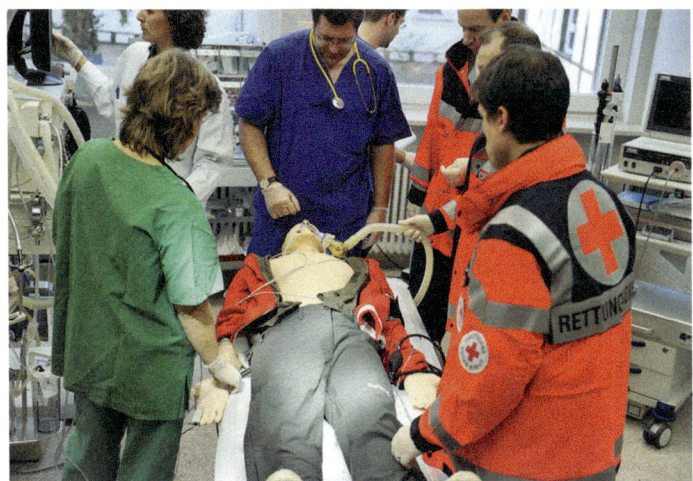

Abb. 3.7: Schockraum-Simulation mit dem ganzen Team, inkl. Rettungsdienst. Dies kann im original Schockraum (in-situ) stattfinden, oder in einem Simulationszentrum mit entsprechenden Räumlichkeiten. (© M. Rall, InPass. Foto: B. Schädle, Momentum-photo.com)

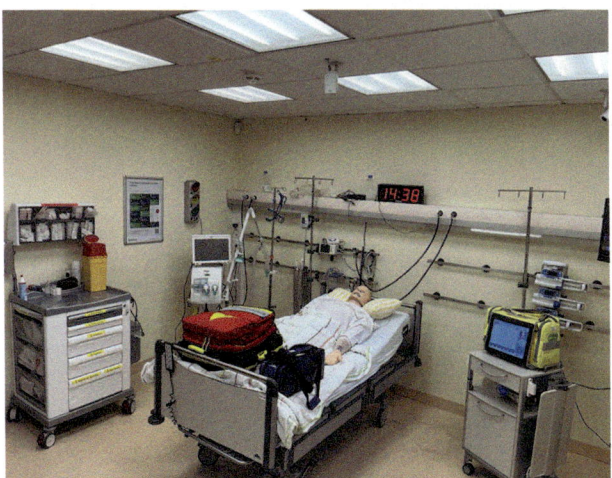

Abb. 3.8: ZNA-Simulation mit Vitaldatenmonitor, Spritzenpumpen und modernem Patientensimulator. Die i.v.-Zugänge werden voll funktionsfähig simuliert (Mit freundlicher Genehmigung des Helios SiNA Hildesheim).

3 Das CRM-Training

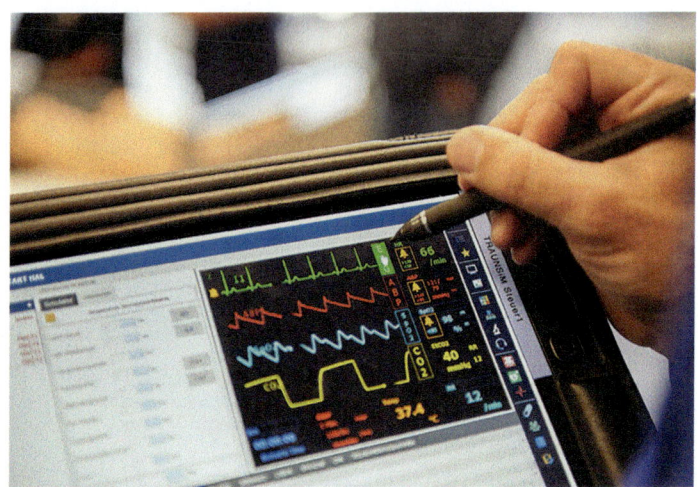

Abb. 3.9: Steuerung eines modernen Patient:innensimulators: hier können alle möglichen normalen und pathologischen Vitalparameter eingestellt und dynamisch verändert werden. Ein guter Simulationstechniker im Team ist wichtig. (© M. Rall, InPASS. Foto: B. Schädle, Momentum-photo.com)

Um die genannten positiven Effekte zu erzeugen, sind gewisse Voraussetzungen zu erfüllen. Diese werden im nächsten Kapitel dargestellt.

3.5 Deutsche Gesellschaft zur Förderung der Simulation in der Medizin (DGSiM) Mindestanforderungen

Da nicht jedes Training, auf dem »Simulation« steht, auch die Qualitätskriterien für gute Simulationen erfüllt, hat die Deutsche Gesellschaft zur Förderung der Simulation in der Medizin (DGSiM) »Mindestanforderungen für moderne Simulations-Teamtrainings« definiert und veröffentlicht.

3.5 DGSiM Mindestanforderungen für Simulations-Teamtrainings

Der (Mit-) Autor dieses Buches (Dr. Marcus Rall) ist Gründungsvorsitzender der DGSiM und Mitautor der Empfehlungen. Die wesentlichen Aspekte der Mindestanforderungen sollen hier wiedergegeben werden, alle Details können auf der folgenden Website der DGSiM heruntergeladen werden https://dgsim.de/services/downloads/.

Trainingsumgebung & Organisation:

- Simulations-Teamtrainings richten sich an Teams, die auch interdisziplinär bzw. interprofessionell zusammengesetzt sind.
- Realistische Simulationsumgebung, die einen für die Lernziele relevanten Arbeitsplatz darstellt (▶ Abb. 3.10).
- Idealerweise trainiert das Personal, in der gewohnten Arbeitsumgebung und mit zur Verfügung stehenden Arbeitsmitteln (Medizingeräte, Verbrauchsmaterialien, etc.).

Ablauf teamorientierter Simulationstrainings:

- Einführung in die Simulation (Vertraut werden mit der Simulationsumgebung und dem Simulator)
- ggf. Einführung in CRM
- Szenarioblock (wiederholt)
  – Briefing für das Szenario
  – Simulation im Simulationssetting
  – Debriefing (konstruktive Nachbesprechung)
- Kursabschluss
- Der Hauptteil des Kurses besteht aus realitätsnahen Simulationen, die von detaillierten Debriefings gefolgt sind.
- Die Ausbildung dauert eher lange (> 4 Stunden, normalerweise ≥ 8 Stunden) und wird mit einer kleinen Teilnehmendengruppe durchgeführt.
- Die Trainings erfolgen mit einem niedrigen Teilnehmenden-/Ausbildendenverhältnis (mind. 8:1).

Durchführung von Debriefings:

Debriefings (konstruktive Nachbesprechungen) sind der wichtigste Teil

3 Das CRM-Training

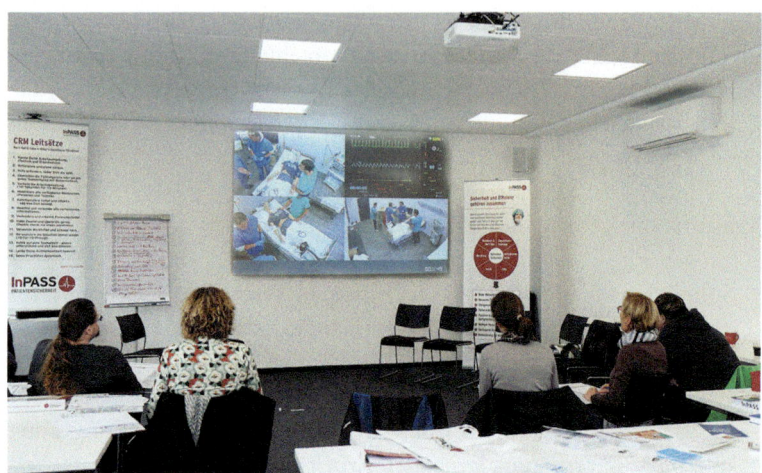

Abb. 3.10: Live-Übertragung des Szenarios in den Besprechungsraum, wo die gerade nicht aktiven Teilnehmenden zuschauen können. Nach dem Szenario findet dort mit allen Teilnehmenden das videogestützte »Debriefing« statt. Hier findet dann, unterstützt durch den CRM-Instruktor, die Selbstreflektion statt und werden die Lerneffekte umgesetzt. Die Qualifikation des Instruktors ist entscheidend für den Erfolg des Debriefings (© M. Rall, InPASS. Foto: B. Schädle, Momentum-photo.com).

von Simulationstrainings. Hier werden unter Nutzung der Selbstreflektion die tiefgreifenden und anhaltenden Lerneffekte erzeugt. Solche Debriefings mit CRM stellen hohe Anforderungen an die Ausbilder:innen (Instruktoren:innen).

- Debriefings werden gemeinsam mit der ganzen Teilnehmendengruppe durchgeführt.
- Soweit möglich werden Video-Aufnahmen des Simulationsszenarios verwendet.
- Debriefings betonen eine konstruktive Kritik, in der die Teilnehmenden die größtmögliche Gelegenheit haben, selbst zu sprechen, ihr Verhalten zu reflektieren und zu analysieren und mit den anderen Teilnehmenden (Peer Group) zu diskutieren und so auch voneinander zu lernen.

3.5 DGSiM Mindestanforderungen für Simulations-Teamtrainings

- Die Teilnehmenden haben den größten Redeanteil, nicht die Instruktor:innen.
- Debriefings dauern eher länger (z. B. 30–40 min).
- Wichtig ist es in Debriefings auch sehr positive Verhaltensweisen zu analysieren (Safety-2 nach Hollnagel 2014).

Inhalte von Simulationstrainings:

- Szenarien verlangen, dass sich die Teilnehmenden wie in der Realität verhalten und mit anderen Teilnehmenden interagieren.
- Mindestens 50% der Betonung des Kurses liegen im CRM-Verhalten (Human Factors) und nicht auf den medizinischen oder technischen Problemen.
- Alle Teilnehmenden werden im Rahmen von Simulationssettings im Verlauf des Trainings selbst aktiv. Die alleinige Beobachtung von Szenarien ist einer aktiven Teilnahme während des Kurses nicht gleichwertig.

Anforderungen an Trainer:innen und Instruktor:innen:

- Die Instruktor:innen, die Trainings nach den »Mindestanforderungen der DGSiM« durchführen agieren als Lernpartner:innen und verstehen sich eher als Moderator:in und Coach (»Facilitator«).
- Instruktor:innen haben eine spezielle Ausbildung oder Erfahrung im Leiten CRM-orientierter Trainings. Sie führen regelmäßig Simulationstrainings durch und erweitern ihren Erfahrungsschatz durch die Durchführung von Debriefings kontinuierlich.

Technische Ausstattung des Simulationssettings:

- Für die Lernziele geeignete Simulatoren oder ausgebildete Schauspielpatient:innen
- Idealerweise geeignete Audio-Video-Technik für videogestützte Debriefings
- Medizinische Geräte und Materialen aus dem realen Arbeitsgebiet

- Teammitglieder, welche im realen Setting auch vorhanden wären (interdisziplinär, multiprofessionell, je nach Trainingssetting, ggf. Rollenspieler:innen für die Darstellung fehlender Rollen)

3.6 Ausbildung von Instruktoren:innen

Besondere Qualifikation der CRM-Simulations-Instruktor:innen

Durch die oben genannten Erfordernisse der Trainings sind an die Instruktor:innen besondere und neue Anforderungen zu stellen: Eingehende Kenntnis in für die Akutmedizin relevanten Human Factors; Erkennen, Analysieren und Besprechen der CRM-Prinzipien in Simulationsszenarien; Fähigkeit im Debriefing selbstreflektives Lernen zu fördern und breite, übergreifende Lerneffekte über das Szenario hinaus entstehen zu lassen.

Moderne Simulationsteamtrainings mit der Betonung von CRM- und Videogestütztem Debriefing unterscheiden sich grundlegend von bisherigen Notfalltrainings. Daher können Ausbilder:innen von oder in bisherigen Trainingsformen nicht ohne weiteres effektive Simulationsteamtrainings durchführen. Einerseits ist die Gestaltung von realitätsnahen, plausiblen und relevanten »Szenarien« nicht trivial und kann bei Fehlern leicht zum Verlust der Relevanz und damit des Lerneffektes führen. Andererseits sind die Inhalte bezüglich Human Factors und die Anwendung von CRM in der klinischen Praxis, als auch die Methoden des selbstreflektiven Debriefings mit Videounterstützung und tiefem (»Double Loop«) Lernen, typischerweise nicht bekannt und müssen erst erlernt und geübt werden.

Da die Kenntnisse im Bereich der Human Factors und insbesondere im Bereich CRM in der Anwendung beim videogestützten Simulationstraining essenziell für den Trainingserfolg sind, ist die Qualifikation der CRM-Instruktor:innen entscheidend (▶ Lernziele für Instruktor:innen). International werden verschiedene, meist mehrtägige Formate von Instruktor:innenkursen mit unterschiedlichen Schwerpunkten angeboten. Die Autor:innen selbst haben national und international mehr als 3500 Instruktor:innen nach einem strukturierten Kurskonzept (Instructor- und Facilitation Kurs – InFact) ausgebildet.

> **Lernziele für CRM-Simulations-Instruktor:innen**
>
> - Fehlerentstehung in der Medizin und Systemsicherheit
> - Human Factors und theoretische Grundlagen zur Fehlerentstehung in Teams
> - Die Bedeutung der Human Factors für die Patientensicherheit
> - Crisis Resource Management (CRM) als Tool zur Vermeidung von Fehlern und Verbesserung der Teamarbeit
> - Gestaltung und Umsetzung relevanter Simulationsszenarien als Instruktor für verschiedene Zielgruppen (Szenariendesign)
> - Durchführung von effektiven und tiefgreifenden Nachbesprechungen (Debriefing) mit und ohne Videounterstützung
> - Moderne didaktische Methoden für die Erwachsenenbildung, insbesondere für die Induktion des selbstreflektiven Lernens
> - Die Prävention und das Management von »schwierigen Debriefing Situationen«
> - Auslösung nachhaltiger tiefer Lerneffekte (»Double-Loop-Learning«) im Debriefing
> - Training von Fragemethoden im Debriefing

Simulationsinstruktor:innen sollten sich auch regelmäßig weiterbilden und insbesondere ihre Debriefing-Fähigkeiten trainieren und verbessern und immer wieder selbst in Trainings teilnehmen. Hierfür gibt es verschiedene Möglichkeiten.

3.7 Mehr als Training von Individuen – Teameffekt, Sicherheitskultur und Systemsicherheit

Training ganzer Abteilungen »en bloc«

Das Simulationsteamtraining mit Fokus auf Human Factors und CRM führt nicht nur zu einer Verbesserung der individuellen Leistungsfähigkeit, sondern eben insbesondere auch zu einer Optimierung der Kommunikation des Verhaltens im Team und zu einer Erhöhung der Sicherheitskultur. Diese breiten Effekte sind nur eingeschränkt zu erzielen, wenn nur einzelne Mitarbeitende zu einem Simulatortraining gehen können oder wenn sich das Training der Mitarbeitenden über ein oder zwei Jahre hinzieht. Erste Studien vom Team des Autors (Dr. Marcus Rall, Medizinische Dissertation von Lisa Hellmann) weisen darauf hin, dass die Effekte eines Simulations-Teamtrainings, wenn eine ganze Abteilung en bloc innerhalb weniger Tage trainiert wird, die Effekte, die durch Einzeltrainings erzielt werden können, um ein Mehrfaches überschreiten und lange anhalten (▶ Abb. 3.11).

Es ist heute also klar zu empfehlen, wenn Simulations-Teamtrainings in einer Abteilung durchgeführt werden sollen, darauf zu achten, dass in möglichst kurzer Zeit möglichst viele der Mitarbeitenden am Teamtraining teilnehmen können. Durch Simulationstrainings vor Ort (in situ) lässt sich dies heutzutage logistisch mit etwas zeitlichem Vorlauf meist erreichen. Ein so durchgeführtes Teamtraining der ganzen Abteilung (> 70 % der Mitarbeitenden) vermeidet unterschwellige Trainingseffekte und erhöht neben den individuellen Fähigkeiten das Teamgefühl und die Sicherheitskultur in einer Abteilung. Die Team- und Sicherheitskultur-Effekte scheinen dabei besonders langanhaltend zu wirken.

3.7 Mehr als Training von Individuen

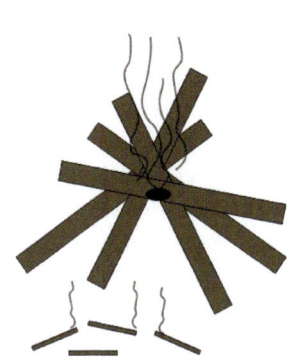
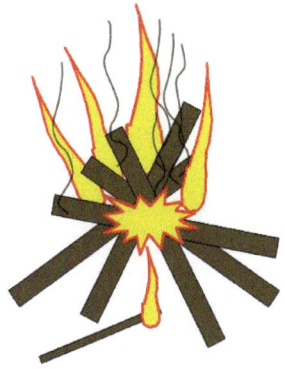

Unterschwelliges Training
„subthreshold training effects"

Das „CRM-Feuer" brennt durch Block-Teamtraining
(> 70% der Mitarbeiter in kurzer Zeit)

Abb. 3.11: Das »CRM-Feuer« zum Brennen bringen: Bei der Einführung von CRM ist es wichtig möglichst viele Mitarbeitenden in kurzer Zeit zu trainieren, damit Trainierte auf Trainierte treffen und das neu erlernte im Alltag anwenden können. Zieht man das initiale Training zu lang hin, wird der Transfer erschwert / verzögert (© M. Rall, InPASS)

Effekte durch »en bloc«-Simulator-Training ganzer Abteilungen in kurzer Zeit:

- Neu erlernte CRM-Verhaltensweisen können gemeinsam im Team angewandt werden
- Reduktion von Widerstand, weil alle dasselbe gelernt und positiv erfahren haben
- Minimale Transferleistung in Alltag nötig, da im Team relevante Szenarien praxisnah trainiert wurden
- Optimierung der Kommunikation im Team und Vermeiden von Missverständnissen
- med. Trainingseffekt (wie Einzeltraining)
- Optimierung der eigenen lokalen Abläufe & Ausstattung, da meist vor Ort (in situ) trainiert wird

- Team-Intervention (Wir-Gefühl, besseres Verstehen der »anderen«)
- Sicherheitskultur (Alle machen Fehler, wir müssen aufeinander aufpassen etc.)

Professionelle Leistungen auf höchstem Niveau können nur von Teams erwartet werden, welche regelmäßig kritische Situationen im Team trainieren. Alles andere ist Glück und Zufall. Keine andere Disziplin oder Industrie würde ihre Teams so unvorbereitet in eigentlich vorhersehbare Zwischenfälle laufen lassen, wie die Medizin. Menschliche Höchstleistungen kommen, egal in welchem Feld, ob Sport, Schach, Fliegerei oder Kunst, von jahrelangem intensivem Training.

Fazit

CRM ist enorm wichtig
Die Ursachen für Zwischenfälle liegen in ca. 70 % im Bereich der Human Factors – es sind also meist nicht mangelndes Wissen oder Können das Problem, sondern die Umsetzung des vorhandenen Wissens unter den Bedingungen der Realität im Team! Der Schaden durch Fehler aus dem Bereich Human Factors betrifft nicht nur unsere Patient:innen, sondern auch unsere Teams, und uns selbst.

CRM kann jeder
Die CRM-Leitsätze sind eigentlich nichts »Neues« – im Gegenteil, jeder von uns wendet Aspekte von CRM bereits täglich an. Mit Blick auf die 15 CRM-Leitsätze ist festzustellen, dass im Verlauf des letzten Jahres, jeder Leitsätz im Team sinngemäß angewandt wurde. Das heißt, niemand muss CRM wirklich neu lernen – wir müssen nur lernen es immer und systematisch im Team anzuwenden. Dies ist verglichen mit anderen medizinischen Themen, die wir gelernt haben, viel einfacher. Es ist nur neu und ungewohnt und es muss im Team erfolgen, damit es wirklich optimal wirken kann.

CRM erhöht die Handlungssicherheit wie kaum etwas anderes
Viele Studien haben die Effektivität der Anwendung von CRM im Team nachgewiesen. Kaum eine andere Neuentwicklung, ob Geräte oder Medikamente kann die Patient:innensicherheit so stark erhöhen, wie die Anwendung von CRM im Team. Aufgrund der eindeutigen Studienlage müsste CRM-Training eigentlich als Klasse 1 Empfehlung für alle Krankenhäuser und Rettungsdienste verpflichtend vorgeschrieben werden. Es erscheint unethisch, Patient:innen eine mögliche Erhöhung der Patient:-

innensicherheit, die mit CRM-Training erreicht werden kann, vorzuenthalten.

CRM hilft den Mitarbeitenden
Teams die CRM anwenden, spüren den Effekt nicht nur in der oben erwähnten Erhöhung der Patient:innensicherheit, sondern auch in mehr Freude an der Arbeit und einer Reduzierung von empfundenem Stress und damit einer höheren Lebensqualität. Eine Reduktion von Personalfluktuation, Krankenstand und Stress dürften auch Arbeitgeber:innen / Kostenträger:innen von CRM-Trainingsprogrammen überzeugen.

CRM als Geflecht aus Sicherheitsnetzen
CRM gliedert sich in Verhaltensweisen, welche das Team betreffen und solche, welche als Einzelperson anzuwenden sind (individuell-kognitive Aspekte). Manchmal überlapt das auch, z. B. bei der Kommunikation oder der dynamischen Entscheidungsfindung im Team. Wichtig ist, die typischen Fallstricke der Human Factors zu kennen und die dafür entwickelten 15 CRM-Leitsätze anzuwenden. Die Leitsätze funktionieren dabei wie Sicherungsnetze – je mehr Sicherungsnetze vom Team aufgespannt werden, desto mehr Fehler bleiben im Netz von CRM hängen und können die Patient:innen nicht mehr erreichen. Jeder verhinderte Fehler (Komplikation / Zwischenfall) reduziert darüber hinaus die Arbeitsbelastung, Konflikte im Team und damit den Stress im Beruf, was am Ende zu mehr Zufriedenheit und Freude führt und die Mitarbeitenden dadurch erholter nach Hause gehen können.

CRM braucht Zeit und eine kompakte Einführung
CRM konsequent im Team umzusetzen, wird nicht von heute auf morgen gelingen. Es muss im Team erlernt werden, das sich daran gewöhnen muss, bestimmte Vorgehensweisen zu ändern, um die Vorteile nutzen und sich dadurch stetig verbessern zu können. Es ist allerdings enorm hilfreich, wenn CRM en bloc im Team eingeführt wird und nicht zu lange Zeit verstreicht, bis alle Mitarbeitenden geschult sind. Auch ist es wichtig, dass bereits trainierte Teammitglieder aufeinandertreffen, sonst kann CRM nur eingeschränkt angewendet werden und erfährt dann einen Widerstand, der den Einführungsprozess von CRM in einem Team unnötig langzieht.

Dabei hilft es, ganze Teams in möglichst kurzer Zeit abteilungsweise zu trainieren.

Wir haben immer Zeit für CRM
In der Medizin wird fälschlicherweise oft ein viel zu hoher subjektiver Zeitdruck im Bereich von Sekunden wahrgenommen: Es ist ein Irrtum zu denken, es gäbe keine 10 Sekunden für ein »10-für-10« (Team Time Out), keine fünf Sekunden für eine Auftragserteilung und keine drei Sekunden, um Bedenken zu äußern (»Speak-up«)! Es gibt immer ein paar Sekunden (mehr). Der Medizinbereich steht nicht für eine »Highspeed-Disziplin« – es gibt immer Zeit für einen Check (z. B. »Stop-Injekt: Check«), für ein Überdenken und für Rückfragen im Team. Daher ist auch immer Zeit für eine Anwendung von CRM im Team. Am Ende kann durch die Nutzung der CRM-Leitsätze wertvolle Zeit und Zwischenfälle eingespart werden.

So kommt CRM in den Alltag: interaktive Seminare und realitätsnahe Simulations-Teamtrainings
Um CRM tief in unsere Alltagsroutinen zu integrieren, bedarf es tiefes Verständnis dafür, wie Fehler entstehen und wie die CRM-Leitsätze konkret im Kontext der ZNA umgesetzt werden können. Hierzu eignen sich interaktive CRM-Seminare, wo sich die Teilnehmenden intensiv mit der Anwendung von CRM in ihrem beruflichen Kontext auseinandersetzen können und ein vertieftes Verständnis für Human-Factor-Fallen (wie z. B. Annahmen und zu hoher subjektiver Zeitdruck) und die Anwendung der CRM-Leitsätze als »Antidot« aufbauen können. Wichtig ist dabei auch die Interdisziplinarität der Seminare, damit ein Austausch zur Anwendung von CRM über Berufsgruppen und Hierarchien hinweg ermöglicht werden und das Verständnis für die jeweilig anderen Positionen schon im Seminar wachsen kann.

Ergänzt und optimiert wird die Anwendung von CRM im Alltag durch interdisziplinäre, multiprofessionelle Simulations-Teamtrainings. Hier können sich die Teams unter kritischen Bedingungen selbst beobachten, sich von gut ausgebildeten Instruktor:innen geleiteten Debriefing selbst reflektieren und Optimierungen für Ihren Arbeitsalltag, auch in Notfallsituationen, mitnehmen. Dabei können neben den Teamaspekten auch die Strukturen und Prozesse des Arbeitsplatzes (Human Factors im Sinne

Usability, Ergonomie etc.) analysiert und verbessert werden. Dies vor allem auch dann, wenn das Training in regelmäßigen Abständen auch vor Ort stattfindet (in situ-Simulation).

CRM ist zukunftsträchtig. Es gibt wenig Gründe, die gegen das Ein- und Durchführen von CRM-Trainings in Krankenhäusern, insbesondere im Akutbereich, sprechen. Jedoch fehlt es bislang an einer systematischen Implementierung. Hierzu bedarf es in Zukunft besonderer Anstrengungen, um möglichst flächendeckend Crew Resource Management in den Teams aller Zentralen Notaufnahmen zu etablieren. In diesem Zusammenhang dürfen wir uns der Aussage von David Gaba aus Stanford anschließen: »The future is now – we are it« (Die Zukunft beginnt heute – und wir gestalten sie).

Literaturverzeichnis

Aasland, O. G., Forde, R. (2005): Impact of feeling responsible for adverse events on doctors' personal and professional lives: the importance of being open to criticism from colleagues. Qual Saf Health Care 14(1): 13–17.

Arriaga, A. F., Bader, A. M., Wong, J. M., Lipsitz, S. R., Berry, W. R., Ziewacz, J. E., Hepner, D. L., Boorman, D. J., Pozner, C. N., Smink, D. S., Gawande, A. A. (2013): Simulation-based trial of surgical-crisis checklists. N Engl J Med 368(3): 246–253.

Bates, D. W., Cohen, M., Leape, L. L., Overhage, J. M., Shabot, M. M., Sheridan, T. (2001): Reducing the frequency of errors in medicine using information technology. J.Am.Med.Inform.Assoc. 8(4): 299–308.

Cooper, J. B., Newbower, R. S., Kitz, R. J. (1984): An analysis of major errors and equipment failures in anesthesia management: considerations for prevention and detection. Anesthesiology 60(1): 34–42.

Cooper, J. B., Newbower, R. S., Long, C. D., McPeek, B. (1978): Preventable anesthesia mishaps: a study of human factors. Anesthesiology 49(6): 399–406.

DeAnda, A., Gaba, D. M. (1990): Unplanned incidents during comprehensive anesthesia simulation. Anesthesia and Analgesia 71(1): 77–82.

DeKeyser, V., Woods, D. D., Colombo, A. G., Bustamante, A. S. (1990): Fixation errors: failures to revise situation assessment in dynamic and risky systems. Systems Reliability Assessment. Dordrecht: Kluwer Academic: S. 231.

DeKeyser, V., Woods, D. D., Masson, M., Van Deele, A. (1988): Fixation errors in dynamic and complex systems: descriptive forms, psychological mechanisms, potential countermeasures. Brussels, Belgium.

Deutsche Gesellschaft für Unfallchirurgie e.V. (2019): Weißbuch Schwerverletztenversorgung, 3. Auflage.

Dubb, R., Kaltwasser, A., Pühringer, F., Schmid, K. (2019): Notfallversorgung und Pflege in der Notaufnahme. Praxisbuch für die multiprofessionelle Zusammenarbeit. Stuttgart: Kohlhammer.

El Khamali, R., Mouaci, A., Valera, S., Cano-Chervel, M., Pinglis, C., Sanz, C., Allal, A., Attard, V., Malardier, J., Delfino, M., D'Anna, F., Rostini, P., Aguilard, S., Berthias, K., Cresta, B., Iride, F., Reynaud, V., Suard, J., Syja, W., Vankiersbilck, C., Chevalier, N., Inthavong, K., Forel, J. M., Baumstarck, K., Papazian, L. (2018):

Effects of a Multimodal Program Including Simulation on Job Strain Among Nurses Working in Intensive Care Units: A Randomized Clinical Trial. JAMA 320(19): 1988–1997.

Flin, R., Maran, N. (2004): Identifying and training non-technical skills for teams in acute medicine. Qual Saf Health Care 13 Suppl 1: 80–84.

Gaba, D. M. (1989): Human error in anesthetic mishaps. International Anesthesiology Clinics 27(3): 137–147.

Gaba, D. M., Fish, K. J., Howard, S. K. (1994): Crisis management in anesthesiology. New York, Churchill Livingstone.

Gigerenzer, G. (2007): Bauchentscheidungen – Die Intelligenz des Unbewussten und die Macht der Intuition. München: Bertelsmann.

Haerkens, M. H., Kox, M., Lemson, J., Houterman, S., van der Hoeven, J. G., Pickkers, P. (2015): Crew Resource Management in the Intensive Care Unit: a prospective 3-year cohort study. Acta Anaesthesiol Scand 59(10): 1319–1329.

Haig, K. M., Sutton, S., Whittington, J. (2006): SBAR: a shared mental model for improving communication between clinicians. Jt Comm J Qual Patient Saf 32(3): 167–175.

Haynes, A. B., Weiser, T. G., Berry, W. R., Lipsitz, S. R., Breizat, A. H., Dellinger, E. P., Herbosa, T., Joseph, S., Kibatala, P. L., Lapitan, M. C., Merry, A. F., Moorthy, K., Reznick, R. K., Taylor, B., Gawande, A. A. (2009). A Surgical Safety Checklist to Reduce Morbidity and Mortality in a Global Population. N Engl J Med.

Helmreich, R. L., Foushee, C. H. (1993): Why Crew Resource Management? Empirical and Theoretical Basis of Human Factors Training in Aviation. In: Wiener, E. L., Kanki, B. G., Helmreich, R. (1993): Cockpit Resource Management. San Diego: Academic Press: 3–45.

Howard, S. K., Gaba, D., Fish, K. J., Yang, G. C. B., Sarnquist, F. H. (1992): Anesthesia Crisis Resource Management Training: Teaching Anesthesiologists to Handle Critical Incidents. Aviation, Space & Environmental Medicine 63(9): 763–770.

Hunt, E. A., Vera, K., Diener-West, M., Haggerty, J. A., Nelson, K. L., Shaffner, D. H., Pronovost, P. J. (2009): Delays and errors in cardiopulmonary resuscitation and defibrillation by pediatric residents during simulated cardiopulmonary arrests. Resuscitation 80(7): 819–825.

Kanki, B. G., Palmer, M. T. (1993): Communication and Crew Resource Management. In: Wiener, E. L., Kanki, B. G., Helmreich, R.: Cockpit resource management. San Diego: Academic Press: 99–136.

Kolbe, M., Grande, B. (2016): »Speaking Up« statt tödlichem Schweigen im Krankenhaus. Gruppe. Interaktion. Organisation. Zeitschrift für Angewandte Organisationspsychologie (GIO) 47(4): 299–311.

Landrigan, C. P., Parry, G. J., Bones, C. B., Hackbarth, A. D., Goldmann, D. A., Sharek, J. (2010): Temporal trends in rates of patient harm resulting from medical care. N Engl J Med 363(22): 2124–2134.

Makary, M. A., Daniel, M. (2016): Medical error-the third leading cause of death in the US. BMJ 353: i2139.

Martinez, W., Etchegaray, J. M., Thomas, E. J., Hickson, G. B., Lehmann, L. S., Schleyer, A. M., Best, J. A., Shelburne, J. T., May, N. B., Bell, S. K. (2015): »Speaking up« about patient safety concerns and unprofessional behaviour among residents: validation of two scales. BMJ Qual Saf 24(11): 671–680.

Medizinischer Dienst (Bund) (2021), Behandlungsfehlergutachten der medizinischen Dienste, https://md-bund.de/statistik/behandlungsfehlergutachten.html (entnommen 04.01.2023).

Miller, K., Riley, W., Davis, S. (2009): Identifying key nursing and team behaviours to achieve high reliability. J Nurs Manag 17(2): 247–255.

Neale, G., Woloshynowych, M., Vincent, C. (2001): Exploring the causes of adverse events in NHS hospital practice. J R Soc Med 94(7): 322–330.

Neily, J., Mills, P. D., Young-Xu, Y., Carney, B. T., West, P., Berger, D. H., Mazzia, L. M., Paull, D. E., Bagian, J. P. (2010): Association between implementation of a medical team training program and surgical mortality. JAMA 304(15): 1693–1700.

Popper, Karl (1991): »Ich weiß, dass ich nichts weiß – und kaum das«: Karl Popper im Gespräch über Politik, Physik und Philosophie. Frankfurt a.M.: Ullstein.

Porten, S., Schmid, K., Schubert, J., Dubb, R., Müller, J. (2020): Abrechnung in der Notaufnahme. Basiswissen für das interprofessionelle Team. Stuttgart: Kohlhammer.

Porten, S., Schmid, K., Dubb, R., Baier, M., Kaltwasser, A. Schmitz, N., Tittelbach-Helmrich, D. (2020): Rechtsfragen in der Notaufnahme. Basiswissen für das interprofessionelle Team. Stuttgart: Kohlhammer.

Rall, M. (2004): Erhöhung der Patientensicherheit durch Crisis Resource Management (CRM) Training. Journal für Anästhesie und Intensivbehandlung, 2: 98–104.

Rall, M. (2010): Notfallsimulation für die Praxis. Notfallmedizin, Up2date (5): 1–24.

Rall, M. (2012): Patientensicherheit: Daten zum Thema und Wege aus der Krise (Patient safety: Data on the topic and ways out of the crisis). Der Urologe 51(11): 1523–1532.

Rall, M. (2013). Human Factors und CRM: Eine Einführung. In: St. Pierre, M., Breuer, G. (Hrsg.) (2013): Simulation in der Medizin – Grundlegende Konzepte – Klinische Anwendung.. Berlin, Heidelberg: Springer: 135–153.

Rall, M., Dieckmann, P. (2005): Safety culture and crisis resource management in airway management: general principles to enhance patient safety in critical airway situations. Best Pract Res Clin Anaesthesiol 19(4): 539–557.

Rall, M., Gaba, D. M. (2009): Human performance and patient safety. Miller's Anesthesia. R. D. Miller. Philadelphia, PA, Elsevier, Churchhill Livingstone: 93–150.

Rall, M., Glavin, R., Flin, R. (2008): The ›10-seconds-for-10-minutes principle‹ – Why things go wrong and stopping them getting worse. Bulletin of The Royal College of Anaesthetists – Special human factors issue(51): 2614–2616.

Rall, M., Lackner, C. (2010): Crisis Resource Management (CRM – Der Faktor Mensch in der Akutmedizin). Notfall Rettungsmed 13: 349–356.

Rall, M., Schaedle, B., Zieger, J., Naef, W., Weinlich, M. (2002):. Neue Trainingsformen und Erhohung der Patientensicherheit – Sicherheitskultur und integrierte Konzepte (Innovative training for enhancing patient safety. Safety culture and integrated concepts). Unfallchirurg 105(11): 1033–1042.

Rall, M., van Gessel, E., Staender, S. (2011): Education, teaching & training in patient safety. Best Pract Res Clin Anaesthesiol 25(2): 251–262.

Reason, J. (1994): Human error. Cambridge: Cambridge University Press.

Reason, J. T. (2000): Human Error: models and management. British Medical Journal 320: 768–770.

Runciman, W. B., Merry, A. F. (2005): Crises in clinical care: an approach to management. Qual Saf Health Care 14(3): 156–163.

Schulz, C. M., Burden, A., Posner, K. L., Mincer, S. L., Steadman, R., Wagner, K. J., Domino, K. B. (2017): Frequency and Type of Situational Awareness Errors Contributing to Death and Brain Damage: A Closed Claims Analysis. Anesthesiology 127(2): 326–337.

Treiber, L. A., Jones, J. H. (2018): After the Medication Error: Recent Nursing Graduates' Reflections on Adequacy of Education. J Nurs Educ 57(5): 275–280.

Treiber, L. A., Jones, J. H. (2018). Making an Infusion Error: The Second Victims of Infusion Therapy-Related Medication Errors. J Infus Nurs 41(3): 156–163.

Valentin, A., Capuzzo, M., Guidet, B., Moreno, R., Metnitz, B., Bauer, P., Metnitz, P. (2009): Errors in administration of parenteral drugs in intensive care units: multinational prospective study. BMJ 338: b814.

Waterman, A. D., Garbutt, J., Hazel, E., Dunagan, W. C., Levinson, W., Fraser, V. J., Gallagher, T. H. (2007): The emotional impact of medical errors on practicing physicians in the United States and Canada. Jt Comm J Qual Patient Saf 33(8): 467–476.

Wiener, E., B. Kanki and R. Helmreich (1993). Cockpit Resource Management. San Diego, Academic Press.

Ziewacz, J. E., Arriaga, A. F., Bader, A. M., Berry, W. R., Edmondson, L., Wong, J. M., Lipsitz, S. R., Hepner, D. L., Peyre, S., Nelson, S., Boorman, D. J., Smink, D. S., Ashley, S. W., Gawande, A. A. (2011). Crisis checklists for the operating room: development and pilot testing. J Am Coll Surg 213(2): 212–217 e210.

Zugck, T. O. (2019). Professionelle Schockraumversorgung: Traumazentrum WKK Heide (www.schockraum-heide.de, letzter Zugriff: 23.10.19).